大切な人が
入院・手術になったときの

病気の値段

がわかる本

医療アドバイザー
御喜千代［著］
MIKI Chiyo

医師
山本 学［監修］
YAMAMOTO Manabu

アスコム

はじめに「この本はこういう本」です

病気になったらいくらお金がかかるか？って、考えたことがありますか？

たとえば、こんな例を考えてみましょう。会社の健康診断で、「要精密検査」の結果が届きました。あなたは、すぐに病院へ行きますか？　それともそのまま放っておきますか？

もし、大腸がんだったら…

すぐに病院へ行ったAさん
病気：早期の大腸がん 治療：内視鏡治療 入院：3日 かかった値段：約16万円

そのまま放置して具合が悪くなってから病院へ行ったBさん
病気：進行した大腸がん 治療：開腹手術 入院：34日 かかった値段：約146万円

同じ大腸がんでも、こんなにかかる値段が違うのです。

私たちが普段、病気にかかって治療を受ける際は、スーパーで安売りタイムを待って食材を買ったり、旅行会社で旅行プランを見比べたりするのとは違って、治療の値段を最初に知ることはありません。多くの場合、治療を終えてお会計をした際に、「〇〇〇円です」と言われ、そのまま支払うのではないでしょうか。「ちょっと高いなあ」って思っても、後払いなので文句は言えません。そんなものかと思って会計をすませる方がほとんどだと思います。

それに何より、治療の前に「この治療にいくらかかりますか?」と医師に聞いても答えてくれないでしょうし、患者さん自身もご家族も、治るかどうかのほうが心配ですから、そんなときに**この治療にいくらかかるのかなんて考えない**でしょう。

しかし、聞いてください。治療にはたくさんのお金がかかるのです。

とくに大病をした場合、その治療には手術や薬代だけでなく、さまざまなところで出費がかさみます。たとえばそれは、パジャマ代や着替え代、入浴に必要な石けんやタオル代などです。さらに、入院中は仕事を休むことになるため、収入が減るかもしれませんし、子どもや介護が必要な親を代わってみてもらうための費用も必要になるかもしれません。

こうした費用は治療とは関係ないので、健康保険では補填《ほてん》されません。

さて、先ほど紹介したAさんとBさんですが、最初の治療の段階で治療費に大きな差が出ました。では、Aさん、Bさんがその後、どうなったのかを見ていきましょう。

すぐに病院へ行ったAさん

退院後：10日の有休で体調を整え、
会社へ復帰
通院：年4回　定期検査
かかった値段：約17万円

そのまま放置して具合が悪くなってから病院へ行ったBさん

退院後：3カ月の療養で有休を使い果たし、欠勤状態に
通院：年8回化学療法・定期検査
かかった値段：約239万円

進行した大腸がんの場合、多くは退院後も通院して化学療法を受けることになるため、引き続き医療費はかかります。その上、治療をしている間は通院に時間がかかったり、体調が万全ではなかったりすることがあるため、以前のように働けず、その分収入も減ってしまいます。

AさんとBさんのスタートは一緒だったはず。でも、この差は歴然としています。

あなたなら、どちらを選びますか――。


医療の分野には、医師や看護師、薬剤師などのプロフェッショナルがいて、おのおのが専門性に特化した技術や情報を活かして働いています。しかし、こうした情報を横串に通し、まとめて患者に提供するような役割を持ったプロフェッショナルが日本にはいません。

筆者は、世界最大級の外資系ヘルスケアカンパニーで、外科や婦人科の分野で新しい手術の開発やトレーニングなどを行ってきました。コミュニケーション業界に従事してからは、厚生労働省が行うヘルスプロモーションの民間推進団体の立ち上げに関わったり、医学系の学会・研究会と生活者の橋渡しを担ったりする活動を続けてきました。多くの人が耳にしたことのある「メタボリック・シンドローム」においても、その普及を目的とした活動に携わってきました。

このような中で、たくさんの医師や歯科医師、看護師、リハビリ・医療技術関連の有資格者、保険会社のトレーナーやファイナンシャルプランナー、医学・科学・食のジャーナリストのほか、医療を支える行政機関、業界団体、製薬企業、医療機器メーカー、患者団体の方々と出会うことができました。そして、こうした方々のお力を借りれば**「病気の値段」をまとめることができ、誰もが抱える病気の不安に備え、早めに対策を打つきっかけになるのではないか。**そんなイメージで取材を重ね、執筆を進めてきました。

なぜ、医療費だけはお任せなのでしょう？　健康保険があるからでしょうか。しかし、治療には手術代や薬代だけでなく、多くのお金が必要になります。それらは健康保険ではまかないきれないものです。しょうゆや卵、牛乳を買うとき、スーパーのチラシで値段を比べて少しでも値段の安いところに行きませんか？　その「力」を、病院でもらう診療明細のチェックにも活かしませんか。

あなたやあなたの身近な大切な人が、入院・手術になったとき、後悔することのない治療を受けることができるように、**普段から「病気の値段」を知り、備えていくための第一歩となる、この本はそういう本です。**

そして

この本の企画が持ち上がったのは今から約4年前、**「病気になると治療に専念したいのに、肝心な治療費を医師に聞いても答えてくれない」**という声がきっかけでした。

医師の仕事は病気を治すことで、治療にいくらかかるかはわかりません。大きな病院なら医療費を相談する窓口があるので、そこでおおまかな金額を教えてもらえるでしょう。しかし、それは治療にかかるお金であり、治療に付随するさまざまな費用は含まれません。**結局、いくらかかるかは会計をするまでは教えてもらえないのです。**

入院となると、さらにハードルが高くなります。

私が実際に経験したことをご紹介しましょう。

土曜日の朝、一人で自宅にいるときにぎっくり腰になり、救急車で病院に運ばれました。3日程度の入院でしたが、搬送先の病院は土曜日に事務が開いておらず健康保険が使えなかったため、まずは現金で5万円を支払い、月曜日に精算をすることになりました。もちろん、クレジットカードも使えません。痛みで身動きがとれない中、保険証を持ってきたり、保証人に署名捺印をもらったり……。何でこんな目に遭わないといけないの？と思ったことがあります。

前回の東京オリンピックが開催された1964年の平均寿命は、男性67・67歳、女性72・87歳でしたが、今は男性81・41歳、女性87・45歳と、男女ともに15歳近く長く生きられるようになりました。約60年前には191人しかいなかった100歳以上の長寿者が、今では8万人を超えています。

この延びた15年間、病気にもかかわらず健康に過ごせて、朝起きたら心臓が止まっていたという、いわゆる「ぴんぴんころり」で最期を迎えられた人はどのくらいいるのでしょう。たいていは何かしら医療にお世話になっていると思います。

しかも、高齢社会が加速して医療費が膨らんだ結果、**日本が誇る皆保険は存続の危機となり、国民が公平に受けられていた医療がいつまで存続できるのかさえ、不安を感じる状況になっています。**その不安に備え、早めに対策を打つ、そのきっかけになる本を作りたい――。そんなイメージで本作りを進めていました。

こうした中、2020年、人の価値観が根本から変わる事態が起こりました。新型コロナウイルス感染症によるパンデミック（世界的大流行）です。

これにより、できるだけ治療費は抑えて、賢く医療費を使う、そのための情報をお伝えするだけではすまなくなりました。日本ではただでさえ医療費などの社会保障費が、財政を圧迫し続けています。さらにコロナ対策で莫大な予算がつぎ込まれています。このままでは財政が逼迫《ひっぱく》する状況であることは、誰が見ても明白です。事実、**政府は2022年度以降を目標に、75歳以上の自己負担を2割とする方針です。**この状況では**現行の3割負担も5割負担になるかもしれません。**

2012年に日本医師会が発表した「患者窓口分析についてのアンケート調査」では、自己負担が3割の人の11・5％、2割の人の10・2％が、経済的な理由で過去1年間、受診を控えていることがわかりました。9年前でさえそうですから、今は必要な医療が受けられない人がもっと出ていると思われます。

本書は、これまであまり触れられることがなかった病気の値段に加えて、日本人がかかりやすい病気の知識や手術を含む治療法、アフターケアにかかる費用などを紹介しています。読んでいただくと、**自分の財産をどう活かすか、それを設計できるのは自分自身でしかない**ことがわかると思います。

これからは、「先生にお任せします」「先生、いくらかかりますか？」という質問はやめましょう。聞かなければならないのは、ご自身の病気の情報と治療法です。これにより医師は診療に、患者は治療に専念できます。

健康な方には、ご自身や家族が万が一のときに備えられるよう、必要な情報をお伝えします。病気のことはもちろん、その病気を克服し、あるいは共生するための情報も大切です。加入した医療保険が30年前のものであれば、今の時代に合っているかを確認することも大切でしょう。行政が提供するサービス（高額療養費制度など）、民間が提供するサポートなど、あらゆるものを組み合わせて、納得のいく治療を叶えたいものです。

本書で紹介する「病気の値段」は、平均値から算出しているので目安となります。治療法はカスタムメイドが進み、一人ひとりその内容が異なり、金額も変わってきます。医療保険でカバーされる範囲も頻繁に変わるので、「現時点での生きた数字」です。しかし、その費用のイメージを持つことは大切です。家系に心臓の病気が多いなど、家族歴がわかっていれば、その病気に特化して備えることもできます。

危機管理は起きたときのダメージを最小限に抑えるためのものです。まさに〝備えあれば憂いなし〟です。

新型コロナウイルス感染症は備えのない状態で始まりました。結果、いまだ先行きは不透明で、手探り状態です。これが長引けば当然、医療機関の経営を圧迫し、閉鎖を余儀なくされる医療機関も出てくることになりかねません。医療機関が減り、皆保険の仕組みが崩壊すれば、誰もが当たり前に公平に提供されてきた医療がなくなります。

読者の皆さまがこの本を手に取るタイミングが、病気になる前であってほしいと切に願っています。

御喜千代

大切な人が入院・手術になったときの病気の値段がわかる本◉CONTENTS

胃がん　44

肺がん　58

乳がん　76

第2章

隠れた出費・思わぬ出費がいっぱい！

第3章

これで安心。保険の賢い活用法！

公的医療保険＋民間医療保険を使いこなそう！

section1 公的医療保険を有効活用しよう

日本の制度は意外と手厚い

section2 医療保険の費用対効果

医療の進歩に合わせて定期的な見直しを

※本書の内容は２０２０年12月時点のものです。

病気の値段

病気になったらいくらかかるのか？

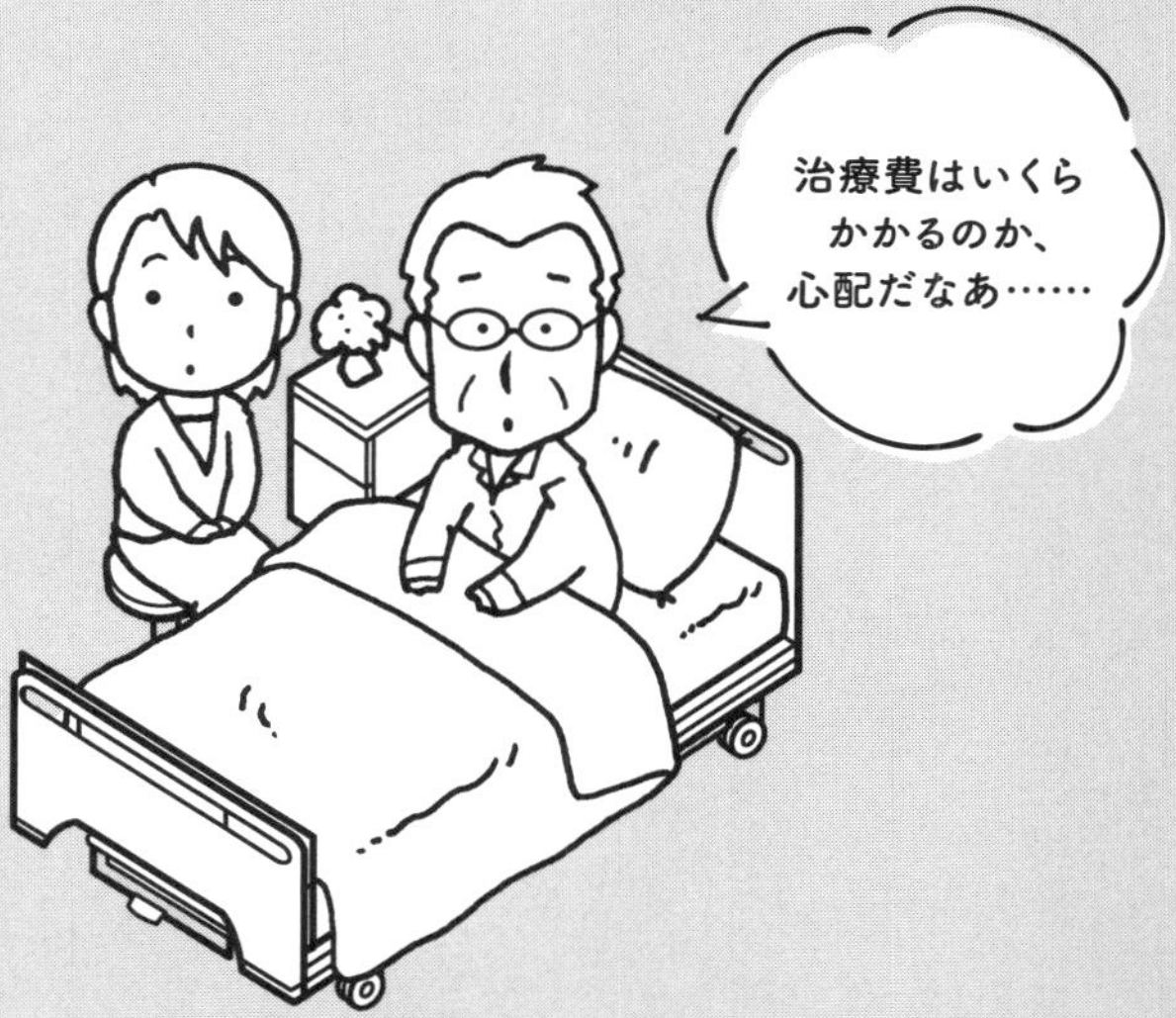

この章で伝えたいこと

今は健康でも、いつ病気になるかわかりません。

病気にかかるリスクは年齢とともに上がります。病気のため治療を受けている人も年齢とともに増え、また治療にかかる費用も年齢が上がるほど高くなります。

ですから、健康の維持に努めるのはもちろんのこと、万が一のための備えを用意しておくことも大事です。

この章では、日々の生活の質を低下させるがんや生活習慣病について、主な治療法と、治療にどれくらいのお金が必要になるかを紹介していきます。

1回の入院にかかる費用は平均50万円！

いつまでも元気で健康でいたい――。それは、私たちにとって切実な願いですが、実際のところそうはうまくいきません。病気やケガで医療機関のお世話になることはよくあることですし、またそのリスクは年齢とともに高まります。

ところで、皆さんは1回の入院でかかるお金はどれくらいか、ご存じですか？

2018年度の厚生労働省の調査（医療給付実態調査）によると、わが国では**病気になって入院した場合、1回の入院にかかる費用は、約47万～54万円**であることがわかりました。

この調査は個人が加入している、健康保険の診療報酬をもとに計算されています。診療報酬とは、私たちが治療を受けたときに健康保険から医療機関に支払われる費用のことで、病気や治療の種類などによって細かく金額が決まっています。

実際に私たちが支払うのは、その1～3割※ですので、50万円だとすると3割負担の場合は約15万5000円となります。また、この金額はあくまでも平均であって、高度な治療が必要で、かつ入院期間が長くなりがちな、がんや心臓病、整形外科の病気などになると、その金額は上がります。※年齢や所得などによって変わります。

意外な落とし穴。40～50代こそ蓄えを

厚生労働省が公表している年代ごとの医療費をみると、乳幼児ではその額が高いものの、10代は最も低く、年齢が上がるとともに高くなっていきます。これは、がんや心臓病など、病気の多くが加齢に関係して発症リスクが高まるためです。また、同じ病気にかかっても、体力や免疫力の違いで重症化しやすいかが違ってきます。やはり体力や免疫力が低下している高齢者ほど、重症化しやすい傾向があります。

このようなことを加味すると、やはり**〝高齢者ほどしっかりと医療費に蓄えておくことが重要〟**となりますが、その一方で、**意外な落とし穴となっているのが、40～50代**です。この世代は仕事や子育て、親の介護に追われ、自身の健康については後回しにしがちです。その結果、大きな病気のサインを見落としてしまう、あるいは気づかずに重症化してから発見されるといったケースが少なくありません。

第1章の「病気の値段」では、主要ながんのほか、糖尿病や心筋梗塞、脳卒中の治療にいくらかかるかを紹介します。各病気の治療法は、最新の診療ガイドラインで「強く推奨する」とされたものを中心にピックアップし、入院費や入院日数は、前出の医療給付実態調査や、全日本病院協会が行っている診療アウトカム評価事業の医療費から割り出した数値などをもとに計算しました。

section 1

がん

がんは万が一ではなく、2人に1人がなる病気

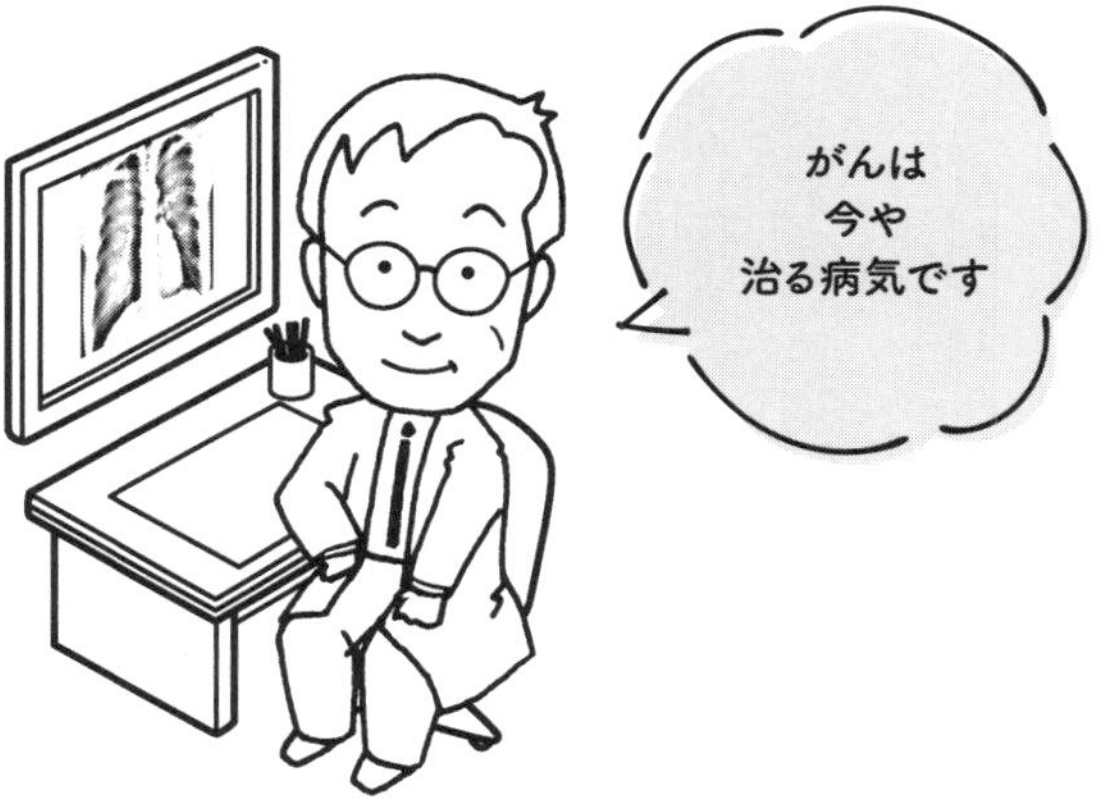

日本人の2人に1人がかかるといわれているがん。高齢化によりがんを患う人は年々増えています。
一方で、医療技術の進歩で多くの命が救えるようになり、がんサバイバーとしてがんと共存しながら生活を送っている人も少なくありません。
がんの治療にかかる費用は、がんの種類や進行度などによって大きく異なります。どのがんではどれくらいの治療費がかかるのか、健康な今だからこそ、がん治療にかかる医療費を知って、備えておくことは重要です。

日本人がかかりやすいがんと最新のがん治療とは？

日本人の死因で最も多いのが、がん。１９８０年代に脳卒中を抜いてから、死因のトップになり続けています。国立がん研究センターがん情報サービスによると、**わが国ではがんで亡くなる人は年間、約37万人（男性約22万人、女性約15万人）**にのぼります。

その内訳は、２０１８年の死亡者数でみると、男性で１番多いのが肺がん、次が胃がん、３番目は大腸がんでした。３つのがんを合わせると、がん全体の死亡者数のほぼ半数を占めています。女性で最も多いのが大腸がんで、次が肺がん、３番目が膵がん。３つのがんの死亡者数は全体の４割にものぼります。

対して、**２０１７年にがんに罹患した人は、男性は約56万人、女性が約42万人**でした。罹患者数をみると、男性で最も多いのは前立腺がん、次に胃がん、３番目に大腸がんでした。女性は乳がんが最も多く、大腸がん、肺がんと続きます。**死ぬまでにがんになる確率は男性で66％、女性で50％**です。

昨今、医療の進歩でがん治療は大きく躍進しています。〝命に関わる病気〟から、〝共に生きる病気〟という意識が生まれてきたのも、多くのがん患者が最先端のがん治療を受けることによって、長生きができるようになってきたためです。

現在、わが国で行われているがんの治療には、大きく3つの種類があります。

1つめは手術、2つめは薬物療法(抗がん剤や分子標的薬、ホルモン薬など)、3つめは放射線療法です。

最近では、第4の治療として体の免疫システムを利用した免疫療法が注目され、また、痛みや抗がん剤の副作用など、がんや治療に伴うさまざまな苦痛を和らげる緩和ケアも普及しつつあります。

がんの治療では、これらの治療が

がんになる確率ー累積罹患リスク

種類	生涯がん罹患リスク		何人に1人か	
	男性	女性	男性	女性
全がん	65.5%	50.2%	2人	2人
大腸がん	10.3%	8.1%	10人	12人
胃がん	10.7%	4.9%	9人	20人
肺がん	10.1%	5.0%	10人	20人
乳がん(女性)	—	10.6%	—	9人
前立腺がん	10.8%	—	9人	—
白血病	1.0%	0.7%	99人	135人
悪性リンパ腫	2.3%	1.9%	44人	52人
子宮がん	—	3.3%	—	30人

国立がん研究センターがん情報サービス「最新がん統計」より

単独ではなく、組み合わせて行われることが少なくありません。これを集学的治療（さまざまな治療を組み合わせて、最善の方法をとる）といい、この治療によって、より高い効果が期待できるようになりました。

①手術では？

がん治療で目指すのは、がんを体の中から完全に取り去ることです。そのためには、まずは手術で物理的にがんを切除しなければなりません。

近年、がんの手術ではお腹を大きく開ける開腹手術だけでなく、**内視鏡という小型の高性能カメラを用いて行う手術も始まっています**。内視鏡治療や腹腔鏡下《ふくくうきょうか》手術と呼ばれるものです。内視鏡治療は小型カメラを口や肛門から入れて行い、腹腔鏡下手術はお腹などを小さく切開し、そこから小型カメラを挿入して行います。いずれもモニターに大きく映し出された患部を見ながらがんを摘出していきます。腹腔鏡下手術は当初、胆石や子宮筋腫の治療などで行われていましたが、近年、その対応範囲が広がり、現在では大腸がんや胃がんなど多くのがんでも行われています。

また最近では、がんの大きさや場所などから手術ができない場合に、先に抗がん剤などを使ってがんを小さくしてから手術を行うという方法もとられています。

②薬物療法では?

がんの薬物療法も劇的に進歩しています。

がんの薬物療法で代表されるのは抗がん剤ですが、がん細胞をピンポイントで狙う分子標的薬も広く使われるようになりました。また乳がんや前立腺がんでは、ホルモン療法(内分泌療法)も行われています。

とくにがんの薬物療法で進化を遂げているのが、分子標的薬です。がん細胞に特異的にみられる分子や、がんの成長に関わる分子を集中的に攻撃することで、がん細胞を叩きます。事前にがん細胞にその分子があるかを調べることで、薬の効果を予測することもできるようになりました。

最近は、これらの薬を組み合わせて使う多剤併用療法が、がんの薬物療法ではメインになっています。

また、抗がん剤というと副作用がつらそう……というイメージがあると思います。確かに、脱毛や吐き気などを伴う薬はあります。しかし、副作用を和らげる薬もいろいろ出てきています。副作用で治療を中止することのないよう、副作用対策も進んでいます。

③放射線療法では？

放射線によってがん細胞を叩くのが、放射線療法です。

これまでは健康な周辺臓器への放射線照射が出血や穿孔《せんこう》（穴が開く）などの合併症をもたらしていましたが、今は、**照射する装置の進歩と術前の緻密な計画によって、がん以外の組織を傷つけることがないように照射することが可能**になりました。

放射線療法は局所のがん細胞に作用しますが、同じ局所治療の手術と違い体にメスを入れることがないため、**通院しながら治療が受けられるというメリット**があります。仕事をしながら治療に通うというケースも増えています。

ここでは、大腸がん、胃がん、肺がん、乳がん、前立腺がんの5つについて、手術や薬物療法、放射線療法にかかる費用を紹介します。

それぞれのがんのステージ（病期）や治療は「診療ガイドライン」の最新版を参照しました。以降、病気別の治療費が出てきますが、それらに共通する点がありますので、先にお伝えします。

まずは手術費についてです。手術費というと、病気を治す費用がすべて含まれていると思う人がいるかもしれません。しかし、**実際に支払いをするときには、このほかに入院基本料や検査費用、手術前医学管理料、がん患者指導管理料、手術後医学管理料なども必要になります**。これらの費用は入院した日数などによっても変わりますが、**3割負担で約20万円前後が目安**になります。

次に薬剤費についてです。抗がん剤や分子標的薬などは、患者の体重によって使用量が細かく決められています。本書では、身長170㎝、体重60kg（乳がんの場合は身長160㎝、体重50kg）の患者を想定して、薬物療法でかかる費用を紹介します。

要注意！ 自由診療を選ぶと健康保険が使えない

がん治療や美容外科、歯科などでよく見かけるのが「自由診療」という用語です。

自由診療とは、公的な医療保険制度（健康保険）が適用とならない診療のこと。健康保険が使えないので、検査や治療にかかる費用は全額自己負担（実費）となります。この治療費も、公的な基準にのっとったものではなく、多くは治療を実施する医療機関が独自に決めています。

気を付けたいのは、自由診療を選択した場合、その病気に関係するほかの検査や治療も、すべて自費になるという点です。たとえそれらの検査や治療に本来は健康保険が適用されるものであっても、日本では混合診療は認められていないので保険は適用されません。

ただし、例外もあります。

まず、歯科医療です。たとえば、義歯を作る際は自費でセラミックや金属などの素材を選びますが、治療そのものは保険診療で受けることが可能です。

がん治療の領域でいえば、厚生労働省が認める「先進医療」は保険適用外ですが、厚労省が認めた指定医療機関で治療を受ければ、先進医療以外は保険が適用される混合診療が認められます。新薬の効果や安全性を確認するための臨床試験に参加する場合も同様です。

がん治療では、一部の医療機関が独自の治療法を自由診療のもと実施しています。ただし、こうした治療の有効性や安全性は担保されていません。何よりその治療を受けることで、健康保険でカバーできる検査や治療も自費で支払わなければならなくなります。「これでがんが治った！」といった宣伝文句に踊らされて自由診療に安易に飛びつくのは考えものです。

大腸がん

大腸がん治療にかかる
医療費の総額と
平均入院日数

平均97万4000円（3割負担で約29万2000円、1割負担で約9万7000円）

平均入院日数12.2日

※手術費、入院費、食事・生活療養費など、大腸がんの治療を受けたときにかかる費用を含みます。
平均入院日数は、手術を受けたときの入院の平均になります。

大腸の働きは？

大腸は、食べ物を消化・吸収する消化器官の最後の部分です。主な役目は水分の吸収で、小腸から送られてきたどろどろの便は、大腸で硬い便となります。肛門につながる直腸は便を溜めておくという役割も持っています。

大腸の構造は？

大腸の長さには個人差がありますが、およそ1・5m～2mで、柔らかく、伸び縮みするのが特徴です。

大腸は大きく結腸と直腸に分けられ、結腸はさらに細かく、小腸側から順に上行《じょうこう》結腸、横行《おうこう》結腸、下行《かこう》結腸、S状結腸に分けられます。直腸もまた、直腸S状部、上部直腸、下部直腸、肛門管に分けられます。

大腸がんの基礎知識

大腸がんは大腸にできた悪性腫瘍で、結腸がんと直腸がんがあります。日本人はS状結腸と直腸にがんができやすいことが知られています。

国立がん研究センターがん情報サービスによると、**大腸がんの年間の罹患者数は、男性では約9万人。前立腺がん、胃がんに次いで3番目に多くなっています。**

大腸の構造

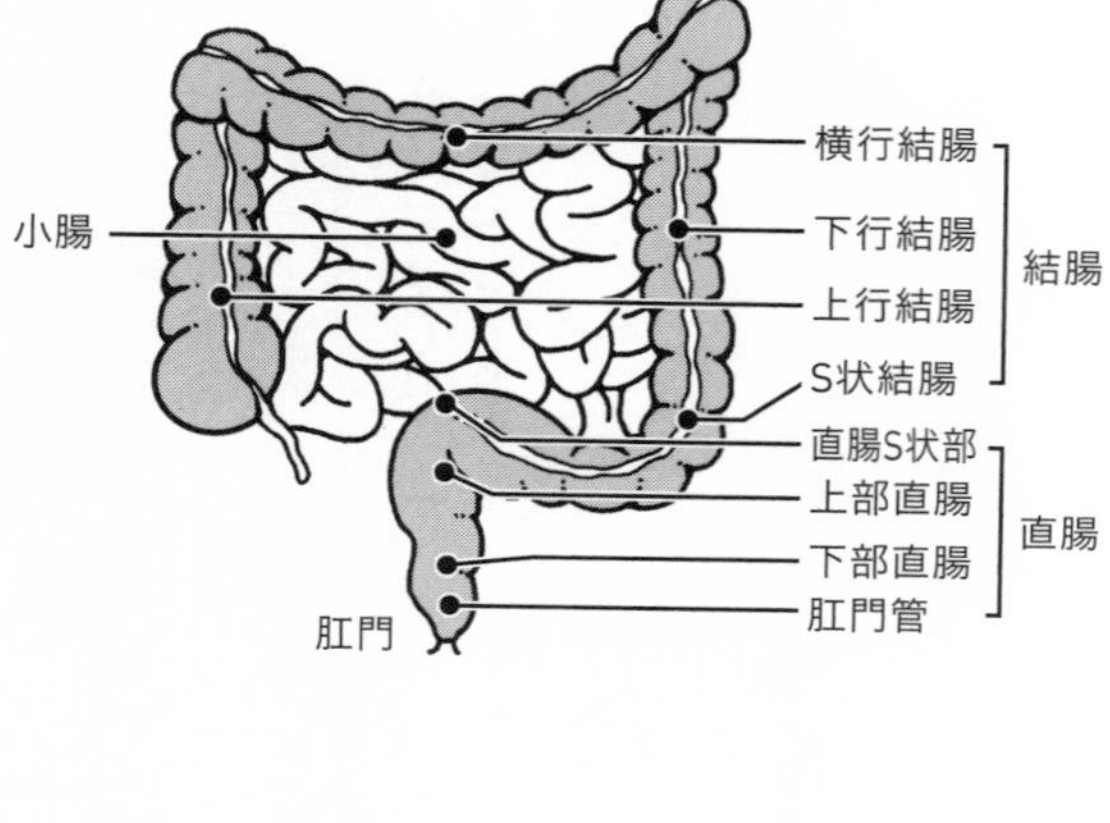

女性は約7万人で、乳がんに次いで2番目に多くなっています（いずれも2017年）。

一方、死亡者数は男性は2万7000人で、肺がん、胃がんに次いで3番目、女性は2万4000人でトップとなっています（いずれも2018年）。

5年相対生存率はステージによって異なり、**ステージⅠが95・1％、ステージⅡが88・5％、ステージⅢが76・6％、ステージⅣが18・5％**です。基本的に大腸がんは進行が緩やかで、ほかの臓器に転移するまで時間がかかるとされています。ステージⅣは遠隔転移がある大腸がんで、これを見ると、転移する前に治療を受けることの大切さがよくわかります。

大腸がんのリスクチェックをしよう！

自分がどれだけ大腸がんにかかるリスクがあるか、次の項目でチェックしてみましょう。

□40歳以上
□BMI※（体格指数）が30以上
□健康診断などで、内臓脂肪が多いと指摘された
□牛肉や豚肉、加工肉や加工食品をよく食べる

□野菜や果物はあまり食べない
□脂っこい食事が多い
□食べるのが早いとよく言われる
□どちらかというと便秘気味だ
□お酒をよく飲む（1日あたりビールなら大瓶1本以上、ワインならボトル3分の1以上など）
□デスクワーク中心で、あまり運動はしない
□直系の親族（親や兄弟姉妹）に大腸がんや大腸に良性のポリープができた人がいる

☑の数が多いほど、大腸がんになりやすい傾向があります。定期的に大腸がん検診を受けるとともに、気になる症状があれば、専門医に相談しましょう。

国立がん研究センターのウェブサイトでも大腸がんのリスクチェックができますので、併せてご活用することをおすすめします。

【国立がん研究センター社会と健康研究センター予防研究グループ 大腸がんリスクチェック】
https://epi.ncc.go.jp/riskcheck/crc/

※ BMI（body mass index）＝体重kg÷（身長m）^{2}

大腸がんの検査とは？

大腸がんの検査で代表的なものは、自治体や企業が実施するがん検診（40歳以上を対象にしているところが多い）で行われている便潜血検査（検便）です。便中に血液の成分が混じっていないかをみる検査で、基本的には2日分の便を調べます。ここで、肉眼では判別できない消化管からのミクロの出血の有無を確認します。

便潜血検査は自分で便を採るだけなので安全性が高く、簡単です。ただし、早期の大腸がんでは出血しないことも多く、陰性だからといって「がんがない」とは限りません。そこは注意が必要です。

現時点で、**大腸がんを発見できる最も有効な検査は大腸内視鏡検査**です。肛門から直径1㎝ほどの内視鏡を挿入して、大腸の内部を観察します。小さな病変まで見つけることができるうえ、必要なときには病変を採取して、病理検査に回すことも可能です。

がんの進行度を調べる検査には、腹部ＣＴ（コンピューター断層撮影）検査やＭＲＩ（磁気共鳴画像法）検査、超音波検査があります。がんの広がりのほか、リンパ節転移、肝転移などがわかります。

遠隔転移を調べるときには、胸部Ｘ線検査やＰＥＴ（陽電子放出断層撮影）検査などが

大腸がん検査の値段

便潜血検査（一次検査）	800～2000円
大腸内視鏡検査（二次検査）	1万5500円
CT検査	2万～4万円
MRI検査	3万円
腹部超音波検査	6000円
PET検査	8万円

※がん検診や人間ドックでこれらの検査を行う場合は、健康保険は使えません。症状があり診療の上、検査となった場合は健康保険が適用となり、この金額の1～3割負担となります。

行われます。

大腸がんのステージとは？

大腸の壁は層状に分かれていて、一番内側にある層を粘膜といいます。がんはこの粘膜の表面にでき、進行するにつれて層の中に深く浸潤《しんじゅん》していきます。

大腸がんのステージは、がんの広がりよりもむしろ深さ（深達度）を重視します。また、リンパ節への転移の有無、他の臓器への転移の有無などもステージを決める要素となります。大腸がんでは、**粘膜下層までにとどまったものを早期がん、それより深く浸潤したも**

のを進行がんと呼んでいます。

ステージ別大腸がんの治療と値段は？

一般的にがん治療はステージによって異なります。大腸がんの場合は、次のように治療法が分かれています。

ステージ0・ステージⅠのうち粘膜下層1㎜未満にとどまっているもの

内視鏡治療では？

内視鏡と呼ばれる小型カメラを肛門から挿入し、モニターに映し出された画像を確認しながら、大腸の粘膜にできたがんを切除します。このステージではリンパ節転移の可能性はほとんどなく、またがんが一度に切除でき

大腸がんのステージ

0期	Ⅰ期	Ⅱ期	Ⅲ期	Ⅳ期
がんが粘膜内にとどまる	がんが固有筋層にとどまる	がんが固有筋層の外まで浸潤している	リンパ節転移がある	血行性転移（肝転移、肺転移）または腹膜《ふくまく》播種《はしゅ》※がある

大腸壁の構造

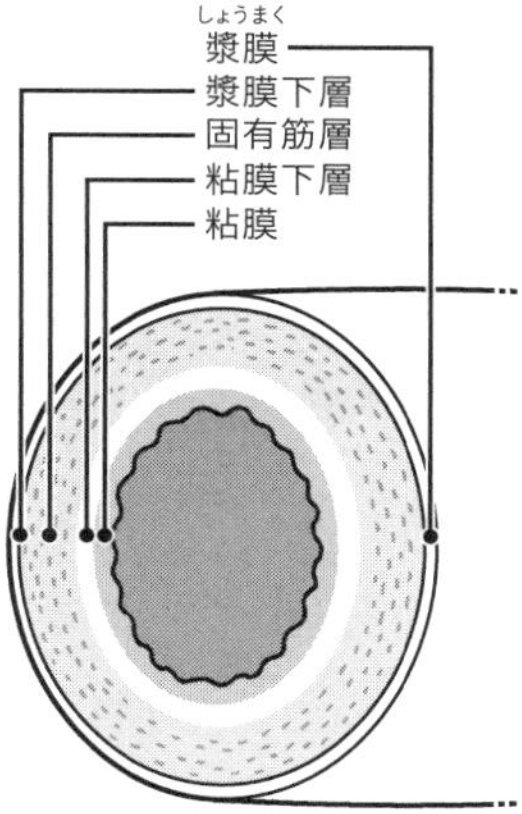

※腹膜と呼ばれる臓器をおおう薄い膜に、がん細胞が広がった状態。

国立がん研究センターがん情報サービスが、大腸癌研究会編「患者さんのための大腸がん治療ガイドライン」（金原出版）2014より作成

ることから、**現在では内視鏡治療が第一選択**となっています。基本的には日帰り治療で行われます。

ステージⅠのうち粘膜下層1㎜以上に広がっているもの・ステージⅡ・ステージⅢ

手術では？

手術には、**お腹を大きく切開する開腹手術と、腹腔鏡下《ふくくうきょうか》手術（お腹を数カ所小さく切開し、そこから腹腔鏡という小型カメラを挿入。モニターで確認しながらがんを切除する方**

大腸がん内視鏡治療の値段

内視鏡的大腸ポリープ・粘膜切除術	
2cm未満	**5万円**
2cm以上	**7万円**

早期悪性腫瘍大腸粘膜下層剝離術（内視鏡）
22万400円

経肛門直腸腫瘍摘出術
4万1000円

経肛門的内視鏡下手術（直腸腫瘍）
26万1000円

※それぞれ日帰り手術の場合は、2万9470円加算されます。
※健康保険が適用されるため、かかる費用は1～3割になります。

法）の2つがあります。

どちらが優れているかについては、まだ結論が出ていません。開腹手術、腹腔鏡下手術のいずれにおいてもメリット・リスクがありますし、執刀医によって得意・不得意もありますので、主治医とよく話し合うことが大切です。

直腸がんのうち、がんが肛門近くにあるときは、肛門も含めて切除して人工肛門を作ります。ただし、条件によっては肛門を残す手術（低位前方切除術）が可能なこともあります。

大腸がん手術の値段

術式	開腹	腹腔鏡下
結腸腫瘍切除術	**35万6800円**	**59万5100円**
直腸切除術	**42万8500円**	**75万4600円**
低位前方切除術	**71万3000円**	**83万9300円**
切断術	**77万1200円**	**83万9300円**

※切断術以外は人工肛門を造設した場合、開腹は2万円、腹腔鏡下は3万4700円が加算。

※健康保険が適用されるため、かかる費用は1～3割になります。

2018年からは、ロボット支援腹腔鏡下手術（43ページコラム参照）が大腸がんの中の直腸がんにも保険適用となりました。手術費は、通常の腹腔鏡下手術と同じです。

ステージ0やIで行われている内視鏡治療では日帰りが可能でしたが、手術となるとそうはいきません。数日間の入院が必要となります。

この場合、**手術費に加えて、入院基本料や検査費用、手術前医学管理料、がん患者指導管理料、手術後医学管理料などがかかります**。さらに**食費も一部、自己負担**になります。

がん専門病院に入院したときの値段
（患者7人に対し看護師1人）

1日あたりの入院費（14日間以内）	**2万2340円**
内訳）	
入院基本料	**1万6670円**
14日以内の入院加算	**5120円**
看護師必要度加算	**550円**
※健康保険が適用されるため、かかる費用は1～3割になります。	
1回あたりの食費（自己負担分）	**460円**

ステージⅡのうち再発リスクが高いもの・ステージⅢ

手術＋術後補助化学療法では？

目に見えるがんを手術で切除できても、目に見えないがん細胞が体内に残っている可能性があります。これらのがん細胞が増殖しないよう、**リンパ節転移があるときは、手術後に抗がん剤などを使用する術後補助化学療法を行います。**

術後補助化学療法は手術の後、患者の体力が回復したタイミングで開始します。現在は入院ではなく、通院で行うことが増えてきました。

薬を複数組み合わせる併用療法が主流で、大腸がんの場合は、ｍＦＯＬＦＯＸ６療法などが中心に行われています。通院期間は６カ月程度です。

ステージⅣ

薬物療法では？

肺や肝臓など他の臓器に遠隔転移している**ステージⅣの大腸がんの治療は、薬物療法が中心**です。近年、大腸がんでは多くの薬が開発されており、効果が期待できるさまざまな抗がん剤、分子標的薬が登場しています。

基本的に先に紹介したｍＦＯＬＦＯＸ６療法、あるいはＦＯＬＦＩＲＩ療法が、標準治療になっています。さらにＫＲＡＳ遺伝子検査を行って、その結果から、分子標的薬をプラスするかどうかが検討されます。

大腸がん術後補助化学療法の例と値段

mFOLFOX6療法
フルオロウラシル(5-FU)＋ℓ-ロイコボリン(レボホリナート)＋オキサリプラチン(エルプラット)

1サイクル2週間
6万9050円
ジェネリック医薬品
2万6810円

CapeOX療法
カペシタビン(ゼローダ)＋オキサリプラチン(エルプラット)

1サイクル3週間
11万3960円
ジェネリック医薬品
6万560円

FOLFIRI療法
フルオロウラシル(5-FU)＋ℓ-ロイコボリン(レボホリナート)＋イリノテカン(カンプト、トポテシン)

1サイクル2週間
3万5880円
ジェネリック医薬品
2万3430円

※健康保険が適用されるため、かかる費用は1～3割になります。
※(　)内は製品名です。

分子標的薬は期待の高い薬ですが、一つ難点を挙げるとしたら、たいへん高価な薬であるという点です。治療費を見てもわかるように、**1サイクルで10万円以上**かかるものもあります。これを2～3週間ごとに1度投与するとなると、その費用は**月に15万～25万円前後**にもなります。のちほど説明する**高額療養費制度を使うなどで負担を減らすことが大切**です。

緩和ケアになったときは？

効果がなくなったり、副作用が強すぎたりして薬物療法が続けられなくなったときは、病気の進行による苦痛を和らげる緩和ケア（42ページコラム参照）が治療の中心となります。入院して受ける場合は、入院日数によって費用が変わります。これは大腸がんに限らず、いずれのがんでも同様です。

大腸がんステージⅣと再発・転移の化学療法の例と値段

SOX ＋ BV療法
S-1（ティーエスワン）＋オキサリプラチン（エルプラット）＋ベバシズマブ（アバスチン）

1サイクル3週間
21万4180円

ジェネリック医薬品
13万6150円

FOLFIRI ＋ Cet療法
FOLFIRI ＋セツキシマブ（アービタックス）

最初の1サイクル2週間
43万3380円

2サイクル目以降
34万1880円

ジェネリック医薬品
最初の1サイクル2週間
42万930円

2サイクル目以降
32万9430円

mFOLFOX 6＋Pan療法
mFOLFOX 6＋パニツムマブ（ベクティビックス）

1サイクル2週間
34万380円

ジェネリック医薬品
29万8140円

※健康保険が適用されるため、かかる費用は1～3割になります。
※（　）内は製品名です。

緩和ケアを入院して受けるときの値段

30日まで
1日　**4万9700～5万2070円**

31日以上60日まで
1日　**4万5010～4万6540円**

61日以上
1日　**3万3980～3万4500円**

※健康保険が適用されるため、かかる費用は1～3割になります。

緩和ケアの値段

緩和ケアとは、その名の通り病気によって生じる苦痛（痛み、苦しさなど）を軽くする治療をいいます。

かつては手術や抗がん剤など、積極的な治療がなくなったときに、つまり終末期医療として行われることがほとんどでしたが、2010年世界で最も権威ある医学雑誌『ニューイングランド・ジャーナル・オブ・メディシン』で早期から緩和ケアを始めた患者のほうが、QOL（生活の質）が上がり、長生きできたという報告が出て以来、手術、放射線、抗がん剤治療と一緒に行うケースが増えてきました。そのため、時には「ベスト・サポーティブ・ケア」ということもあります。

緩和ケアには大きく、体の苦痛をとる治療と、心の苦痛をとる治療があります。前者は非ステロイド性抗炎症薬、医療用麻薬（オピオイド鎮痛薬）などを用い、後者は抗不安薬、睡眠導入薬といった薬物療法のほか、カウンセリングなどの心理療法を行います。このほかにもさまざまな緩和ケアが試みられています。

麻薬というと依存性があるので怖い……。そう思う人もいるでしょう。ですが、痛みをとる目的であれば依存性が生じることはありません。むしろ痛みだけでなく、呼吸苦（息苦しさ）なども和らげてくれるので、緩和ケアにはなくてはならない薬といえます。

今は多くのがん専門病院や大学病院、総合病院に緩和ケア医を中心としたチームがいて、患者を支えています。

外来または一般病棟に入院しながら
緩和ケアを受ける場合
通常の医療費＋3900円

※健康保険が適用されるため、かかる費用は1～3割になります。

多くのがんで始まる
ロボット支援下手術
そのメリット・デメリットは？

最新のがんの手術として期待を集めているのが、手術支援ロボットによる手術ロボット支援下手術です。2012年に前立腺がんの手術に健康保険が認められて以来、腎がん、大腸がん、子宮体がんなど、多くのがん手術に用いられています。

ロボット支援下手術の手技は基本的に腹腔鏡《ふくくうきょう》下《か》手術と同じで、お腹を複数カ所小さく開けて、そこから内視鏡や鉗子《かんし》などを挿入し、がんを摘出します。従来の腹腔鏡下手術と違うのは、執刀医は患者の横ではなく、少し離れたサージョンコンソールという場所で操作を行うという点。コンソールには立体的に見える3D画面と、手術器具を動かすコントローラーがあります。執刀医はそこで操作を行い、その動きの情報をもとにロボットが手術を行います。

ロボット支援下手術では術後の出血が少ない、機能が温存できる、痛みが少なく回復が早いといったメリットがある一方で、実際に手で鉗子を持って手術を行うわけではないので慣れが必要で、執刀医には高い技術力が求められます。

ロボット支援下手術では、米国のインテュイティブサージカル社の「ダビンチ（da Vinci）」が圧倒的なシェアを占め、実際、多くの医療機関がダビンチを導入しています。これに対し、米国のトランスエンテリックス社が開発した「センハンス・デジタル・ラパロスコピー・システム」が2019年に国内で承認を取得、保険適用に。2020年には国産初のメディカロイド社の「hinotori」が製造販売承認を取得。前立腺がんや腎がんなどの泌尿器科の領域での手術を開始しています。

胃がん

胃がん治療にかかる
医療費の総額と
平均入院日数

平均95万4000円（3割負担で約28万6000円、1割負担で約9万6000円）

平均入院日数14日

※手術費、入院費、食事・生活療養費など、胃がんの治療を受けたときにかかる費用を含みます。
平均入院日数は、手術を受けたときの入院の平均になります。

胃の働きは？

胃は消化管の一部で、口から食道を通って入ってきた食べ物を一時的に溜めておき、胃酸と混ぜてかゆ状にし、蠕動《ぜんどう》運動によって小腸に送り出しています。

胃から分泌される胃液には胃酸と消化酵素が含まれており、タンパク質の消化を助けたり、食べ物と一緒に口から取り込んだ細菌などを殺したりしています。

胃の構造は？

袋状の臓器である胃は、空腹のときはしぼんでいますが、満腹時には大きく膨らみ、食べ物や飲み物を1・5〜2・5ℓほど溜めることができます。

食道からつながる胃の入り口を噴門《ふんもん》部、中心を胃体部、十二指腸へとつながる胃の出口を幽門《ゆうもん》部といいます。胃の壁もいくつかの層で成り立っていて、最も内側にあるのが粘膜で、そこから外に向かって、粘膜下層、固有筋層、漿膜《しょうまく》下層、漿膜があります。

胃がんの基礎知識

胃がんは胃の粘膜にできた悪性腫瘍で、進行するにつれて壁の層の中に深く浸潤《しんじゅん》していきます。

胃・胃壁の構造

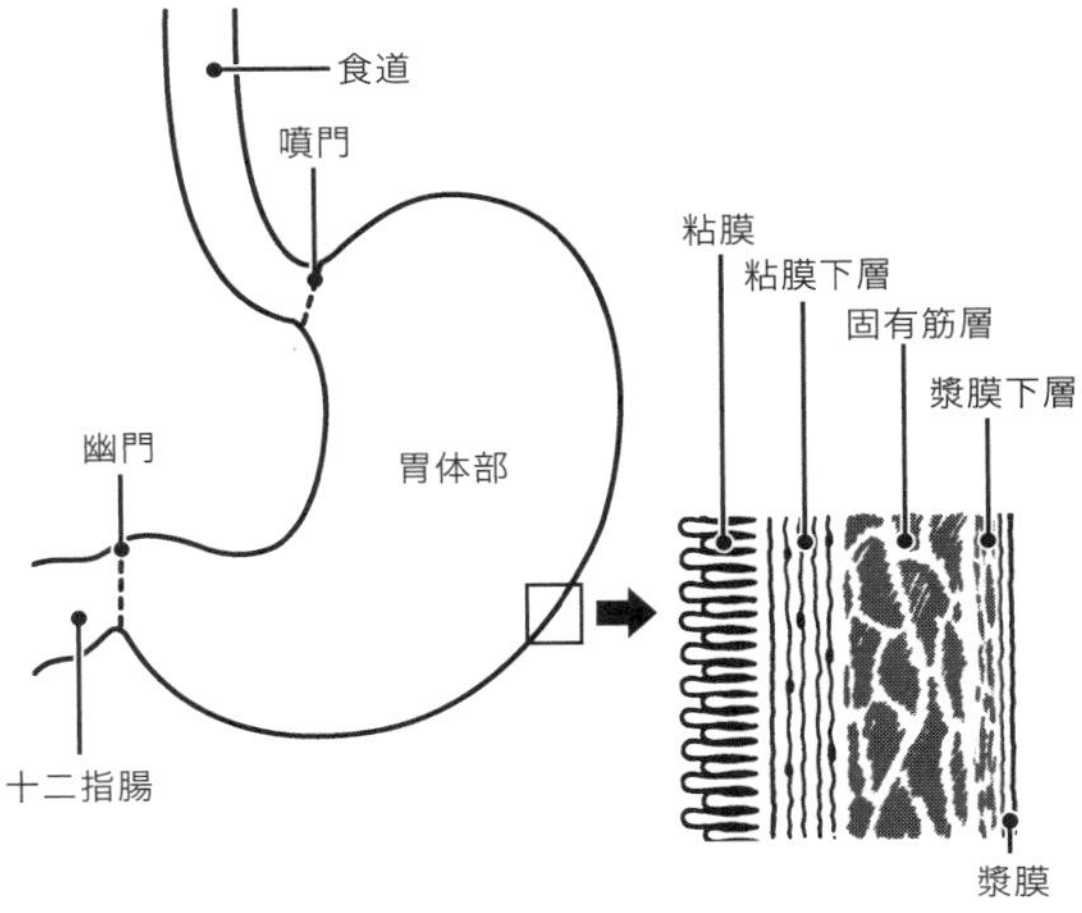

近年、胃がんの罹患率は減少しつつあり、また死亡率も大幅に減っています。しかし、今もなお日本人に多いがんであることに変わりありません。

国立がん研究センターがん情報サービスによると、**胃がんの年間の罹患者数は、男性では約8万9000人**。前立腺がんの次に多くなっています。一方、**女性は約4万人**で、乳がん、大腸がん、肺がんに続き、4番目に多いがんとなっています（いずれも2017年）。

一方、死亡者数をみると、男性は約2万9000人で肺がんの次に多く、女性は約1万5000人で、大腸がん、肺がん、膵がんの次に多くなっています（いずれも2018年）。

胃がんのステージごとによる5年相対生存率は、ステージⅠが94・7％、ステージⅡが67・6％、ステージⅢが45・7％、ステージⅣが8・9％となっています。

胃がんの場合、がんはまず胃の表面（粘膜）にできます。そのため、**内視鏡検査によって早期で発見することが可能**です。また、早期のうちに治療をすれば、予後も悪くありません。ところが、リンパ節転移があったり、遠隔転移があったりすると治りにくく、生存率は低くなってしまいます。

胃がんの中には「スキルス胃がん」というタイプがあります。内視鏡検査では見つけにくいため早期発見がむずかしく、治りにくいがんの一つです。

近年、胃がんの発生にはヘリコバクター・ピロリ菌（以下、ピロリ菌）という細菌の感染が関わっているとして、注目されています。ピロリ菌は胃炎や胃潰瘍《かいよう》の原因となるといわれる菌で、がんができる仕組みについてはまだよくわかっていませんが、ピロリ菌に感染しているほど、胃がんにかかるリスクが高まることが知られています（49ページコラム参照）。

胃がんのリスクチェックをしよう！

自分がどれだけ胃がんにかかるリスクがあるか、次の項目でチェックしておきましょう。

□50歳以上
□塩辛いものや脂っこいものをよく食べる
□野菜や果物をあまり食べない
□たばこを吸っている
□運動をほとんどしない
□ストレスを感じることが多い

□貧血や立ちくらみがする

□ずっと胃がすっきりしない

□むかつき、胸やけ、吐き気がある

□胃の痛みがある、みぞおちのあたりが痛い

□家族に胃がんを患った人がいる

□ピロリ菌に感染しているか、5年以内に除菌した

□胃潰瘍・十二指腸潰瘍・慢性胃炎と診断されたことがある

☑の数が多いほど、胃がんになりやすい傾向があります。定期的に胃がん検診を受けるとともに、気になる症状があれば、専門医に相談しましょう。

国立がん研究センターのウェブサイトでも胃がんのリスクチェックができますので、併せてご活用することをおすすめします。

【国立がん研究センター社会と健康研究センター予防研究グループ 胃がんリスクチェック】
https://epi.ncc.go.jp/riskcheck/gastric/

ピロリ菌の検査と除菌の値段

ヘリコバクター・ピロリ菌は、胃の粘膜に棲《す》みつくことができる特殊な細菌です。ピロリ菌は胃の成長が十分でない乳幼児期に感染し、胃の中に棲み続けます。保菌率は高齢者に高く、若くなるほど低くなります。これは戦後、衛生環境が大きく向上したことが影響しています。

ピロリ菌の感染は胃炎、胃潰瘍《かいよう》や胃がんリスクとの関連性があることから、近年、ピロリ菌の検査と除菌が推奨されています。

検査には、迅速ウレアーゼ試験、鏡検法、培養法、抗体測定、尿素呼気試験、便中抗原測定の6つがあり、これらを単独、あるいは組み合わせて実施します。検査は人間ドックのオプションの一つとして実施されるものと、胃炎などの症状があったときに行うもの（内視鏡検査による検査が不可欠）とがあります。後者は健康保険の対象になります。

検査で陽性であると判断されたら、抗菌薬2種類と胃酸の分泌を抑える薬を、1日2回、7日間にわたって服用します。成功率は約75％といわれています。4週間後の検査で陰性であれば除菌は終了。陽性であれば2回目の除菌を行います。それでも陰性にならない場合は、3、4回目を行いますが、その場合は健康保険が適用されません。

ピロリ菌検査

3000～1万2000円

※検査法によって異なります。
※健康保険が適用されるため、かかる費用は1～3割になります。

ピロリ菌除菌

1次除菌薬
7日分 **6500円**

2次除菌薬
7日分 **5000円**

※3次除菌以降は保険適用外です。

胃がんのステージとは？

胃粘膜にできたがんは、進行するにしたがって、胃壁に入り込みます。治療しなければ膵臓や大腸など、胃の周囲にある臓器へとがんが広がっていきます。

胃がんのステージは、深さ（深達度）とリンパ節への転移の有無の組み合わせによって決まります。Tはがんの深達度、Nは所属リンパ節への転移の有無、Mは遠隔転移の状態を示しています。**粘膜下層にとどまっているものを早期がん、粘膜下層を超えて固有筋層により深くがんがあるものを、進行がんといいます。**

胃がんの深達度

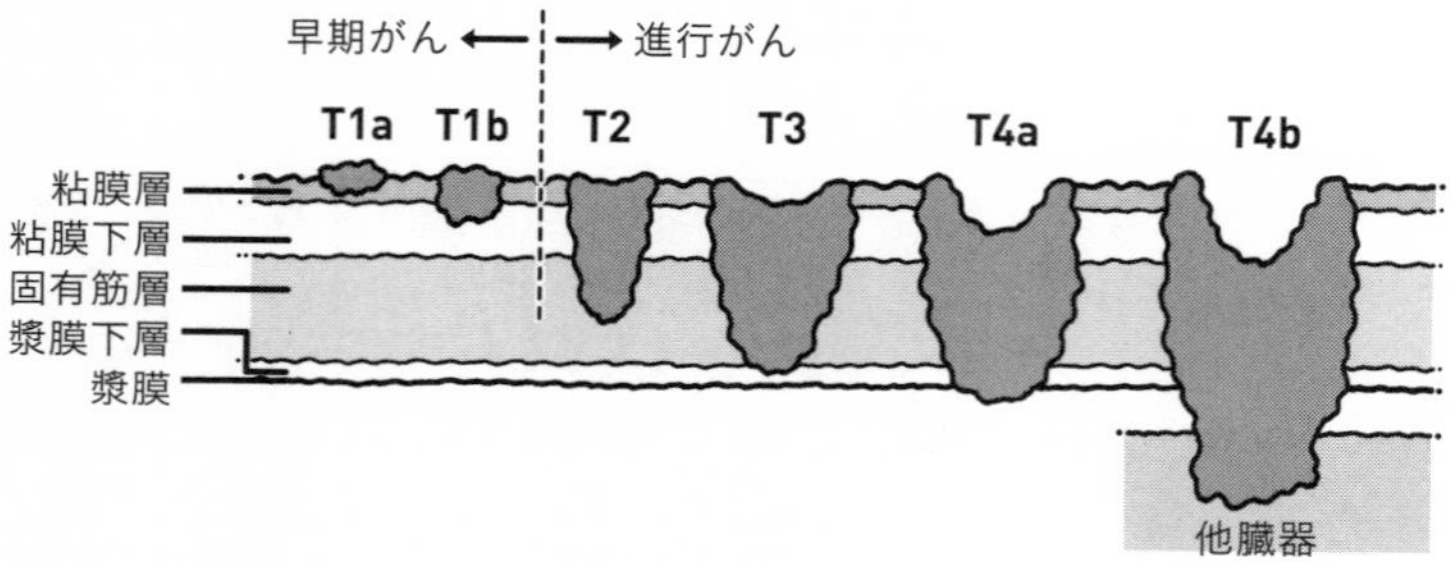

胃がんの深達度と転移の有無の組み合わせによるステージ

遠隔転移	なし（M0）		あり（M1）
リンパ節転移 ＼ 深達度	なし（N0）	あり（N+）	有無に関わらず
T1a／T1b、T2	Ⅰ	ⅡA	ⅣB
T3、T4a	ⅡB	Ⅲ	
T4b	ⅣA		

国立がん研究センターがん情報サービスが、日本胃癌学会編「胃癌取扱い規約 第15版」（金原出版）2017より作成

胃がんの検査とは？

胃がんを発見するための検査には、胃内視鏡検査（いわゆる胃カメラ）と胃X線検査の2つがあり、いずれも自治体や企業が行っているがん検診に含まれています。現在、わが国では50歳以上の人が、がん検診の対象となっています。

胃がんの内視鏡検査は、口や鼻から小型の内視鏡を挿入して胃の内部を観察する検査で、現在、最も有効な検査法とされています。病変があった場合、それを採取して病理検査に出します。胃X線検査は古くから行われている検査で、造影剤のバリウムと炭酸ガスを服用した後、撮影します。

胃がんの進行度（広がりのほか、リンパ節転移や肝転移、遠隔転移などの有無）を調べるための検査には、ＣＴ（コンピューター断層撮影）検査やＭＲＩ（磁気共鳴画像法）検査、ＰＥＴ（陽電子放出断層撮影）検査などがあります。

ステージ別胃がんの治療と値段は？

胃がんの治療は先に紹介したステージを参考に、がんの深達度とリンパ節転移の有無で決まります。

胃がん検査の値段

胃X線検査（バリウム検査）	1万円
内視鏡検査	1万2000円
生検（内視鏡検査を含む）	3万2000円
注腸検査	1万6000円
CT検査（単純CT・造影CT）	1万6000～2万8000円
MRI検査	2万円
PET検査	10万円

※健康保険が適用されるため、かかる費用は1～3割になります。
※がん検診や人間ドックでこれらの検査を行う場合は、健康保険は使えません。

ステージⅠ（早期がん）

がんが粘膜下層までにとどまっているものを、早期がんといいます。このうち**粘膜にとどまっているものについては、内視鏡治療**が行われます。一方、早期がんでも**粘膜下層にまで到達しているものについては、リンパ節転移の可能性が少なからずあるので、手術が検討**されます。

ここでは内視鏡治療について説明します（手術はステージⅡのところで解説）。

胃がんの内視鏡治療は、小型のカメラを口から入れて、モニターに拡大されて映し出された患部を見ながらがんを切除する方法です。

内視鏡治療には2つの方法があります。一つはEMR（内視鏡的粘膜切除術）、もう一つはESD（内視鏡的粘膜下層剥離術）です。EMRはスネアと呼ばれる輪をがんに引っかけて切除する方法、ESDは医療用ナイフを使って切除する方法です。ESDのほうが新しい治療です。

治療の対象は、がんの大きさが直径2㎝以下のものでしたが、現在は、条件を満たせば2㎝以上のがんでも切除できるようになりました。

ステージⅡ・ステージⅢ

がんが固有筋層を超える進行がんでは、遠隔のリンパ節転移の可能性が出てきます。内視鏡手術では取り残しのリスクがあるので、**手術が第一選択肢**となります。

胃がん内視鏡治療の値段

内視鏡的粘膜切除術（EMR）	**6万4600円**
内視鏡的粘膜下層剥離術（ESD）	**18万3700円**

※健康保険が適用されるため、かかる費用は1～3割になります。

早期胃がんでも粘膜下層まで到達している場合は、手術が行われます。
手術にはお腹を大きく開けて行う開腹手術と、お腹を複数カ所小さく切開して、そこから腹腔鏡という小型カメラや鉗子《かんし》などを挿入して、モニターを見ながらがんを切除する腹《ふく》腔鏡下《くうきょうか》手術があります。

早期胃がんでは傷が小さく、患者への体への負担が少ない腹腔鏡下手術が推奨されています。

さらに２０１８年からは手術支援ロボットを用いた手術が保険治療で受けられるようになりました（43ページコラム参照）。

胃がんの手術には、胃がんの標準治療である定型手術と切除範囲を小さくした縮小手術があります。定型手術は胃を大きく切除し、併せて周辺のリンパ節も切除するリンパ節郭《かく》清《せい》を行うもので、幽門側胃切除術と胃全摘術がそれにあたります。一方の縮小手術は、リンパ節転移のない早期胃がんが対象で、胃の上部３分の１と胃の出口である幽門部を残す幽門保存胃切除術と、胃の上部のがんを取り除き幽門側の胃を半分残す噴門側胃切除術の２つがあります。

手術でとったがんは、病理検査をしてリンパ節転移の可能性がないかを確認します。その結果によっては、術後の再発を予防するために術後補助化学療法を行います。化学療法はステージⅣのところで紹介します。

一部の内視鏡治療を除いて手術は入院をして行います。その場合、**左記の手術費用に加え、入院基本料や検査費用、手術前医学管理料、がん患者指導管理料、手術後医学管理料などがかかります**（38ページ大腸がんを参照）。

胃がん手術の値段

胃切除術（リンパ節郭清あり）

開腹	**55万8500円**
腹腔鏡下	**64万1200円**

胃全摘術（リンパ節郭清あり）

開腹	**69万8400円**
腹腔鏡下	**83万900円**

幽門保存胃切除術（リンパ節郭清あり）

開腹	**33万8500円**
腹腔鏡下	**45万4700円**

噴門側胃切除術（リンパ節郭清あり）

開腹	**40万1700円**
腹腔鏡下	**54万100円**

※健康保険が適用されるため、かかる費用は1～3割になります。

ステージⅣ・術後補助化学療法

胃がんの化学療法には大きく、**手術の後に行う術後補助化学療法と、遠隔転移があるステージⅣの胃がん、あるいは再発した胃がんに対して行われる全身療法としての化学療法**があります。

術後補助化学療法で使われる薬は、S－1という飲み薬です。手術後に体調が回復してから始め、1年ほど続けます。このほか、カペシタビンとオキサリプラチンの併用療法、S－1とシスプラチンとドセタキセルの併用療法なども試みられています。

全身療法としての化学療法では、S－1とシスプラチンの併用療法、あるいはカペシタビンとシスプラチンの併用療法が推奨されています。患者の状態によっては、別の薬が使われることもあります。

また、最近では治療前に病理検査を行って、がん細胞にHER2というタンパクが過剰に出ているかどうかを調べます。陽性（過剰に出ている）の場合は、分子標的薬のトラスツズマブをそれらの治療に追加します。

２０１７年からは、ステージⅣ、あるいは再発がんで、２種類以上の化学療法をしても効果がなく、手術もできない胃がんに対して、**免疫チェックポイント阻害薬のニボルマブが保険適用**となりました。

胃がん術後補助化学療法の例と値段

S-1（ティーエスワン）	
1サイクル6週間	**8万7920円**
ジェネリック医薬品	**4万2280円**

カペシタビン（ゼローダ）+オキサリプラチン（エルプラット）併用療法	
1サイクル3週間	**16万8400円**
ジェネリック医薬品	**10万530円**

※健康保険が適用されるため、かかる費用は1～3割になります。
※（　）内は製品名です。

胃がんステージⅣと再発がんの化学療法の例と値段

ニボルマブ（オプジーボ）	
1サイクル2週間	**41万4000円**

※健康保険が適用されるため、かかる費用は1～3割になります。
※（　）内は製品名です。

肺がん

肺がんにかかる
医療費の総額と
平均入院日数

平均85万5000円（3割負担で約25万7000円、1割負担で約8万6000円）
平均入院日数9.6日

※手術費、入院費、食事・生活療養費など、肺がんの治療を受けたときにかかる費用を含みます。
平均入院日数は、手術を受けたときの入院の平均になります。

肺の働きは？

肺は、呼吸によって取り込んだ酸素を血液中に送り、また、体内で作られた二酸化炭素を取り込んで排出する、ガス交換を行っている臓器です。

肺の構造は？

肺は肺胞というブドウの房のような組織の集まりです。左右に一つずつあり、それぞれ肺葉というブロックに分かれています。右肺には上葉、中葉、下葉の3つが、心臓側である左肺には上葉と下葉の2つが存在します。肺の区域は手術をする際に大きな意味を持ちます。

肺の先端には気管が枝分かれした気管支が入り込んでいて、肺は気管支を介して酸素を取り込み、二酸化炭素を放出しています。気管支が入り込んでいる部分を肺門、肺胞が集まっている部分を肺野といいます。

たばこを吸うとこの肺胞が壊れ、機能しなくなります。一度壊れた肺胞はもとに戻りませんから、たばこを吸っている人は今すぐ禁煙を始めましょう。

肺の構造

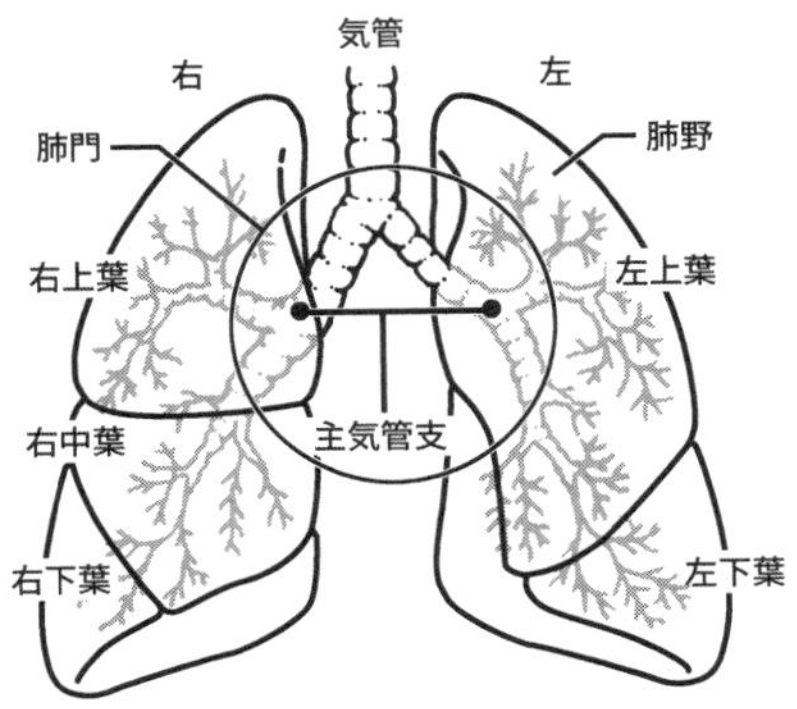

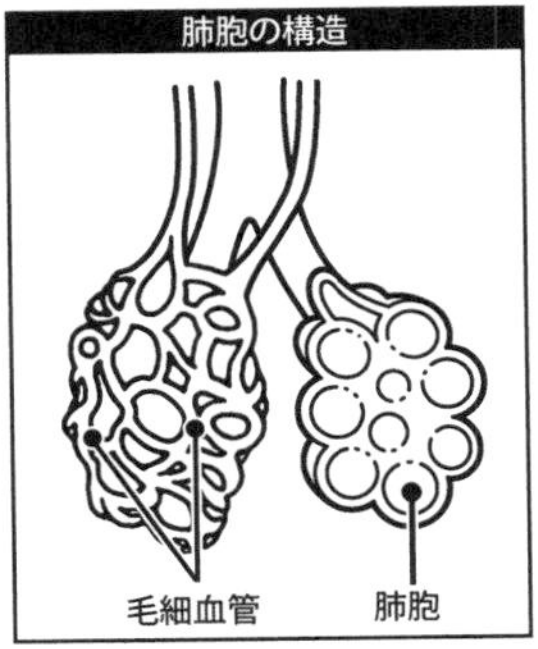

肺がんの基礎知識

肺がんは、肺門部や肺胞にできる悪性腫瘍をいいます。前者にできたものを肺門型肺がん、後者を肺野型肺がんといいます。

肺は血管が豊富な臓器なので、それだけ遠隔転移をしやすく、治りにくいがんといえます。反対側の肺をはじめ、骨や脳などに遠隔転移しやすいこともわかっています。

肺がんには、組織型分類があります。**手術や化学療法などの治療をする際、この組織型分類が大きく関わってきます。**組織型分類には大きく小細胞肺がんと非小細胞肺がんがあり、非小細胞肺がんは腺がんと扁平上皮がん、大細胞がんに分かれます。

国立がん研究センターがん情報サービスによると、肺がんにかかる人の数は、**男性は約８万３０００人**

肺がんの組織型分類と特徴

	組織分類	多く発生する場所	特徴
非小細胞肺がん	腺がん	肺野	・肺がんの中で最も多い ・症状が出にくい
	扁平上皮がん	肺門 （肺野部の発生頻度も高くなってきている）	・咳や血痰などの症状が現れやすい ・喫煙との関連が大きい
	大細胞がん	肺野	・増殖が速い
小細胞肺がん	小細胞がん	肺門・肺野ともに発生する	・増殖が速い ・転移しやすい ・喫煙との関連が大きい

国立がん研究センターがん情報サービスより

で4番目、女性は約4万2000人で3番目に多いがんになっています（2017年）。

一方、肺がんで亡くなる人の数は男性が約5万2000人で最も多く、女性は約2万2000人で2番目に多くなっています（2018年）。

5年相対生存率をみると、ステージⅠだと81・6％とまだ高いものの、ステージⅡになると46・7％に。ステージⅢでは22・6％、ステージⅣになると5・2％まで下がってしまいます。がんの組織型分類によっても5年生存率は変わってきますが、なんとしてもステージⅠの段階で見つけておきたいがんの一つです。

肺がんのリスクチェックをしよう！

自分がどれだけ肺がんにかかるリスクがあるか、次の項目でチェックしておきましょう。

□50歳以上
□毎日、たばこを20本以上吸う（吸っていた）
□10年以上たばこを吸っている
□1日20本以上の喫煙者と暮らしている
□排ガスが多い、または光化学スモッグがよく発生する地域に住んでいる

□慢性閉塞性肺疾患（COPD）と診断を受けた
□胸部X線検査で異常を指摘されたことがある
□大きなストレスを抱えている
□痰や咳がよく出る（咳が長く続いている）
□息苦しさを感じることがある
□昔に比べて声が枯れてきた
□血縁者に肺がんになった人がいる
□疲労感が強く、理由もなく体重が減少した
☑の数が多いほど、肺がんになりやすい傾向があります。定期的に肺がん検診を受けるとともに、喫煙者はできるだけ禁煙をしましょう。長引く咳など気になる症状があれば、呼吸器専門医への受診をおすすめします。

肺がんのステージとは？

肺がんのステージは組織型分類にかかわらず、深達度（T）、リンパ節への転移の有無（N）、他臓器への転移（M）の有無で決まります。深達度やリンパ節転移は細かく決めら

れていて、ステージもⅠがⅠA期、ⅠB期……に分かれるなど、細分化されています。

肺がんの治療はこのステージをもとに決めていきますが、小細胞肺がんはこのステージによる分類に加えて、限局型と進展型も考慮されます。

肺がんの検査とは？

肺がんは、胃がんや大腸がんなどと同じくがん検診が有用で、自治体や企業ががん検診を行っています。**胸部X線検査や、喀痰《かくたん》の中にがん細胞がないか調べる喀痰細胞診が行われます。**後者は50歳以上で、喫煙指数（1日の喫煙本数×喫煙年数）が600以上の人が対象です。数日分の喀痰を用いて調べます。

がんが疑われる組織を採取するために行われるのが、気管支鏡下検査です。鼻や口から気管支鏡と呼ばれる内視鏡を挿入して、組織を採取します。

肺がんの進行度を調べる検査は、胸部X線検査、胸部CT（コンピューター断層撮影）検査や、MRI（磁気共鳴画像法）検査、PET（陽電子放出断層撮影）検査などがあります。MRIでは脳転移も確認します。放射性物質を注射して、骨に転移があるかを調べるのが骨《こつ》シンチグラム検査です。骨にがんがあると、そこに放射性物質が集まります。

肺がんのT分類(原発巣のがんの大きさや広がりの程度)

Tis	上皮内がん、肺野に腫瘍がある場合は充実成分※1の大きさが0cm、かつがんの大きさ※2が3cm以下
T1	充実成分の大きさが3cm以下、かつ肺または臓側胸膜におおわれ、葉気管支より中枢への浸潤が気管支鏡上認められない(すなわち主気管支に及んでいない)
T1mi	微少浸潤性腺がんで充実成分の大きさが0.5cm以下、かつがんの大きさが3cm以下
T1a	充実成分の大きさが1cm以下で、TisやT1miには相当しない
T1b	充実成分の大きさが1cmを超え2cm以下
T1c	充実成分の大きさが2cmを超え3cm以下
T2	充実成分の大きさが3cmを超え5cm以下 または、充実成分の大きさが3cm 以下でも以下のいずれかであるもの ・主気管支に及ぶが気管分岐部には及ばない ・臓側胸膜に浸潤がある ・肺門まで連続する部分的または片側全体の無気肺か閉塞性肺炎がある
T2a	充実成分の大きさが3cmを超え4cm以下
T2b	充実成分の大きさが4cmを超え5cm以下
T3	充実成分の大きさが5cmを超え7cm以下 または、充実成分の大きさが5cm以下でも以下のいずれかであるもの ・壁側胸膜、胸壁、横隔神経、心膜のいずれかに直接浸潤がある ・同一の肺葉内で離れたところに腫瘍がある
T4	充実成分の大きさが7cmを超える または、大きさを問わず横隔膜、縦隔、心臓、大血管、気管、反回神経、食道、椎体、気管分岐部への浸潤がある または、同側の異なった肺葉内で離れたところに腫瘍がある

※1「充実成分」:CT検査などによってがん内部の肺血管の形がわからない程度の高い吸収値を示す部分のこと。これに対し、がん内部の肺血管の形がわかる程度の淡い吸収値を示す部分をすりガラス成分という。

※2「がんの大きさ」:充実成分およびすりガラス成分を含めた腫瘍全体の最大径のこと。

国立がん研究センターがん情報サービスが、日本肺癌学会編「臨床・病理 肺癌取扱い規約」(金原出版)2017より作成

肺がんのN分類(所属リンパ節への転移の有無)とM分類(遠隔転移の有無)

N0	所属リンパ節※3への転移がない
N1	同側の気管支周囲 かつ/または 同側肺門、肺内リンパ節への転移で原発腫瘍の直接浸潤を含める
N2	同側縦隔 かつ/または 気管分岐下リンパ節への転移がある
N3	対側縦隔、対側肺門、同側あるいは対側の鎖骨の上あたりにあるリンパ節への転移がある
M0	遠隔転移がない
M1	遠隔転移がある
M1a	対側肺内の離れたところに腫瘍がある、胸膜または心膜への転移、悪性胸水※4がある、悪性心嚢水《しんのうすい》※5がある
M1b	肺以外の一臓器への単発遠隔転移がある
M1c	肺以外の一臓器または多臓器への多発遠隔転移がある

※3 肺がんの所属リンパ節は、胸腔内や鎖骨の上あたりにある。

※4 胸水の中にがん細胞がみられること。

※5 心嚢水(心臓の周りにたまった液体)の中にがん細胞がみられること。

国立がん研究センターがん情報サービスが、日本肺癌学会編「臨床・病理 肺癌取扱い規約」(金原出版)2017より作成

肺がんのTNM分類によるステージ分類

病期	T因子（深達度）	N因子（リンパ節転移）	M因子（遠隔転移）
潜伏がん	TX	N0	M0
0期	Tis（上皮内がん）	N0	M0
ⅠA期	T1mi、T1a、T1b、T1c	N0	M0
ⅠB期	T2a	N0	M0
ⅡA期	T2b	N0	M0
ⅡB期	T1a、T1b、T1c、T2a、T2b	N1	M0
	T3	N0	M0
ⅢA期	T1a、T1b、T1c、T2a、T2b	N2	M0
	T3	N1	M0
	T4	N0、N1	M0
ⅢB期	T1a、T1b、T1c、T2a、T2b	N3	M0
	T3、T4	N2	M0
ⅢC期	T3、T4	N3	M0
Ⅳ期	Tは関係なし	Nは関係なし	M1a、M1b、M1c

国立がん研究センターがん情報サービスが、日本肺癌学会編「臨床・病理　肺癌取扱い規約」（金原出版）2017より作成

小細胞肺がんの分類

限局型
がんが片側の肺に限局している がんが反対側の縦隔および鎖骨上窩《じょうか》リンパ節までに限られている 悪性胸水および心嚢水《しんのうすい》がみられない
進展型
「限局型」の範囲を超えてがんが進んでいる

国立がん研究センターがん情報サービスより

たばこ代より安い？ 禁煙外来の値段

肺がんの最大のリスクは喫煙です。煙に含まれる有害物質で傷ついた肺の細胞は、がん化しやすいことがわかっています。実際、喫煙者が肺がんになるリスクは、男性では非喫煙者の4.4倍、女性では2.8倍にのぼります。受動喫煙でも肺がんのリスクは1.2～2倍に高まります。

肺がんやほかのたばこによる健康への害を減らすためには禁煙が必要ですが、なかなかうまくいかないという声も聞かれます。それは喫煙が依存によってもたらされるものだからです。たばこを吸わない時間が長くなると、イライラし、落ち着かなくなり、体がたばこを切望するのは、まさに依存症の症状です。

ですから、専門家の力を借りた治療が必要で、それが今広く普及している禁煙外来になります。禁煙外来は3カ月・計5回の診療が基本で、健康保険が適用されます。

治療期間85日（12週間＋初診）で割ると、3割負担で1日約230円です。たばこ代よりも安い費用でたばこによる依存症を治すことが可能です。

ニコチンを含まない飲み薬
6万6530円

ニコチンパッチ
4万3620円

※いずれも初診・再診料を含みます。
※健康保険が適用されるため、かかる費用は1～3割になります。

肺がんの治療と値段は？

肺がんの治療には大きく局所治療としての手術や放射線療法、全身療法としての化学療法、免疫療法があります。**第一選択はがんそのものを切除する手術**ですが、ステージや組織型分類によっては、そのほかの治療法が選択されることがあります。

組織型分類は治療方針に大きく関わることから、治療前の検査の段階で組織を一部取って、組織型を調べます。

非小細胞肺がん（線がん、扁平上皮がん、大細胞がん）では、前述した治療が考慮され、手術と化学療法を組み合わせたり、化学療法と放射線療法を組み合わせたりする集学的治

肺がん検査の値段

検査	条件	値段
胸部X線検査		1万円
喀痰細胞診		1500〜3000円
気管支鏡下検査	生検なし	3万円
	生検あり	4万5000円
胸部CT検査	造影なし	1万6000円
	造影あり	2万8000円
MRI検査	造影なし	1万8000円
	造影あり	3万円
PET検査		10万円
骨シンチグラム検査		5万5000円

※健康保険が適用されるため、かかる費用は1〜3割になります。

療も行われています。小細胞肺がんでは化学療法が中心となります（ごく早期では手術が実施されることもあります）。

肺がんの治療は化学療法の進歩が著しく、多くの分子標的薬の有効性が臨床試験で確かめられています。分子標的薬を使う際は、事前に生検でＰＤ－Ｌ１、ＥＧＦＲ、ＡＬＫといった遺伝子の変異を調べます。

また免疫療法は、ペムブロリズマブが扁平上皮がんなど一部の組織型で、かつそのほかの条件が合うときに最初の治療として、ニボルマブは非小細胞肺がんで再発以降の治療として行われるようになりました。

①非小細胞肺がんの治療

手術では？

治療の中心は、根治を目的に行う手術です。**がんが限られた範囲にとどまっていて、手術に耐えられる全身状態であり、肺を切除しても呼吸機能が保たれる場合**に行います。ステージⅠ、Ⅱに加え、切除可能なステージⅢＡも対象になります。ステージⅠＢ、Ⅱ、Ⅲ

Aは手術の後に補助化学療法を行います。また、ⅢAでは手術の前に化学放射線療法を行うことがあります。

手術は、右肺に3つ、左肺に2つある肺葉を丸ごと切除する肺葉切除術、片方の肺をすべて切除する片側肺全摘出術などがあり、がんが発生した場所や大きさによって、行われる術式が変わってきます。

最近、**早期発見の影響で増えているのが、縮小手術**です。

肺は左右で5つの肺葉に分かれていますが、さらに細かく、右肺は10の区域に、左肺は8つの区域に分けられています。ステージⅠAでがんが小さい場合は、この区域にそって切除します。これを縮小手術といいます。もっとがんが小さい場合などでは、がんだけを周辺ごとくさび形状に切除する手術も行われていて、これも縮小手術の一つとなります。

同時に、ほとんどの手術でがんが転移しやすいリンパ節を切除して組織を調べ、がんがリンパ節に転移しているかどうかを確認します。

手術は、従来から行われている胸を大きく切開する開胸手術と、背中と脇の下を3～4カ所小さく切開し、そこから胸腔鏡《きょうくうきょう》や鉗子《かんし》などの手術器具を入れて行う胸腔鏡下手術があります。この胸腔鏡下手術をアレンジした胸腔鏡補助下手術（ハイブリッドVATS《バッツ》）と

肺がん手術の値段

胸腔鏡下肺悪性腫瘍手術	
部分切除	**60万1700円**
区域切除	**72万6400円**
肺葉切除または1肺葉を超えるもの	**92万0000円**

肺悪性腫瘍手術（開胸）	
部分切除	**60万3500円**
区域切除	**69万2500円**
1肺葉を超えるもの	**72万6400円**
肺全摘	**72万6400円**
気管支形成を伴う肺切除	**80万4600円**

※健康保険が適用されるため、かかる費用は1～3割になります。

いう方法も始まっています。

手術は入院で行います。その場合、**右記の手術費用に加え、入院基本料や検査費用、手術前医学管理料、がん患者指導管理料、手術後医学管理料など**がかかります（38ページ大腸がんを参照）。

術後補助化学療法では？

ステージⅠB、Ⅱ、Ⅲの一部では手術で取り残した目に見えないがんを叩くことを目的に、術後補助化学療法を行います。

ステージⅠではS－1を1～2年間服用する治療法や、プラチナ製剤の併用療法が推奨されています。これでは、プラチナ製剤のシスプラチンかカルボプラチンに、ペメトレキセド、パクリタキセル、ドセタキセル、ゲムシタビン、ビノレルビン、イリノテカン、S－1のいずれかを組み合わせます。

さらに事前に調べた遺伝子変異の有無によって、血管新生阻害薬のベバシズマブを追加します。

化学放射線療法では？

手術がむずかしい**ステージⅢB以上の非小細胞がんには、化学療法と放射線療法を組み合わせる化学放射線療法**が行われています。

放射線と組み合わせるのはシスプラチンとドセタキセルを組み合わせたCD療法やカルボプ

肺がん術後補助化学療法の例と値段

S-1（ティーエスワン）	
1日	**2890円**

シスプラチン（ランダ）＋ドセキタキセル（タキソテール）併用療法	
1サイクル3週間	**7万440円**

※健康保険が適用されるため、かかる費用は1～3割になります。
※（　）内は製品名です。

ラチンとパクリタキセルを組み合わせたCP療法です。

これらの化学放射線療法後、地固め療法（最初の化学療法の後、再発・進行予防のために追加する治療）として、3週間の休薬後に免疫チェックポイント阻害薬のデュルバルマブの投与を2サイクル行っていきます。

肺がん化学放射線療法の例と値段

CD療法＋放射線療法
シスプラチン（ブリプラチン、ランダ、プラトシン）＋ドセタキセル（タキソテール）

1サイクル6週間
7万440円
ジェネリック医薬品
3万1060円

CP療法＋放射線療法
カルボプラチン（パラプラチン）＋パクリタキセル（タキソール）

1サイクル6週間
6万4730円
ジェネリック医薬品
5万1552円

※健康保険が適用されるため、かかる費用は1～3割になります。
※（　）内は製品名です。
※放射線療法の値段は含まれていません。

肺がん地固め療法の例と値段

デュルバルマブ（イミフィンジ）

1サイクル2週間
56万690円

※健康保険が適用されるため、かかる費用は1～3割になります。
※（　）内は製品名です。

化学療法・免疫療法では？

ステージⅢ以降では、薬物療法が中心となります。その種類は抗がん剤や分子標的薬による化学療法、免疫チェックポイント阻害薬による免疫療法があり、これらを組み合わせた治療が行われます。

分子標的薬や免疫チェックポイント阻害薬では、事前にがんの遺伝子型を調べ、効果があるタイプのがんであることがわかった場合に投与されます。

たとえば、扁平上皮がんでPD－L1が陽性であれば免疫チェックポイント阻害薬のペムブロリズマブを用い、それ以外では、プラチナ製剤にベバシズマブを加えた治療を行います。

非扁平上皮がんでは、EGFRやALK、PD－L1など遺伝子変異を調べます。EGFR遺伝子変異が陽性なら、EGFR阻害薬のゲフィチニブ、エルロチニブ、アファチニブのどれかを用います。異常な遺伝子であるALK融合遺伝子が陽性であれば、ALK阻害薬のクリゾチニブやアレクチニブのいずれかを使います。

いずれでもない場合は、プラチナ併用療法にベバシズマブを組み合わせます。

再発した肺がんでは、最初の治療で使わなかったEGFR阻害薬やALK阻害薬、オシ

肺がん化学療法の例と値段

PE療法
シスプラチン（ブリプラチン、ランダ、プラトシン）＋エトポシド（ベプシド、ラステット）

1サイクル	**1万6954円**

PI療法
シスプラチン（ブリプラチン、ランダ、プラトシン）＋イリノテカン（カンプト、トポテシン）

1サイクル	**1万2586円**
ジェネリック医薬品	**9850円**

ペムブロリズマブ（キイトルーダ）

1サイクル	**48万4710円**

パクリタキセル（タキソール）＋カルボプラチン（パラプラチン）＋ペムブロリズマブ（キイトルーダ）

1サイクル	**55万8655～56万6894円**
ジェネリック医薬品	**52万1917～52万7482円**

エルロチニブ（タルセバ）

1日	**1万838円**

ベバシズマブ（アバスチン）　※追加されることもあり。

1サイクル	**30万8463円**

※健康保険が適用されるため、かかる費用は1～3割になります。
※（　）内は製品名です。

メルチニブ、ニボルマブにペムブロリズマブ、ドセタキセル、ペメトレキセド、S－1などを単独で用いたり、ドセタキセルとラムシルマブの併用療法を行ったりしていきます。

②小細胞肺がんの治療

小細胞肺がんでは、手術が行われるのは早期のステージⅠだけで、この場合も術後補助化学療法を行います。用いる薬は非小細胞肺がんの術後補助化学療法（70ページ）を参照してください。

ステージⅡ以上では、化学放射線療法や化学療法を行います。化学放射線療法では放射線にPE（シスプラチン＋エトポシド）療法を組み合わせます。

化学療法では、先のPE療法のほか、CAV療法（シクロホスファミド＋ドキソルビシン＋ビンクリスチン）とPE療法を交互に行う交代療法も行われています。また、日本では、PI（シスプラチン＋イリノテカン）療法が標準治療としてすすめられています。

乳がん

乳がん治療にかかる
医療費の総額と
平均入院日数

平均77万2000円（3割負担で約23万2000円、1割負担で約7万7000円）

平均入院日数7.8日

※手術費、入院費、食事・生活療養費など、乳がんの治療を受けたときにかかる費用を含みます。
平均入院日数は、手術を受けたときの入院の平均になります。

乳房の働きは？

乳房は脂肪が発達したもので、女性の乳房の役割は乳汁（母乳）を分泌することです。妊娠すると乳腺細胞が作られ、乳汁の分泌が始まります。出産後、授乳をするようになると、乳汁の産生を促進するプロラクチンというホルモンの分泌が増え、乳汁がたくさん作られるようになります。離乳後は乳腺細胞が退縮して消え、乳管だけが残ります。

男性の乳房は、女性のように乳腺が発達していません。ですが、乳腺組織は未発達な状態で残っているので、**まれに男性も乳がんになることがあります。**

乳房の構造は?

乳房は乳汁を分泌する乳腺組織と、それを包む脂肪組織からできています。乳腺組織には乳管と小葉という組織があり、乳管の先は乳頭につながっています。

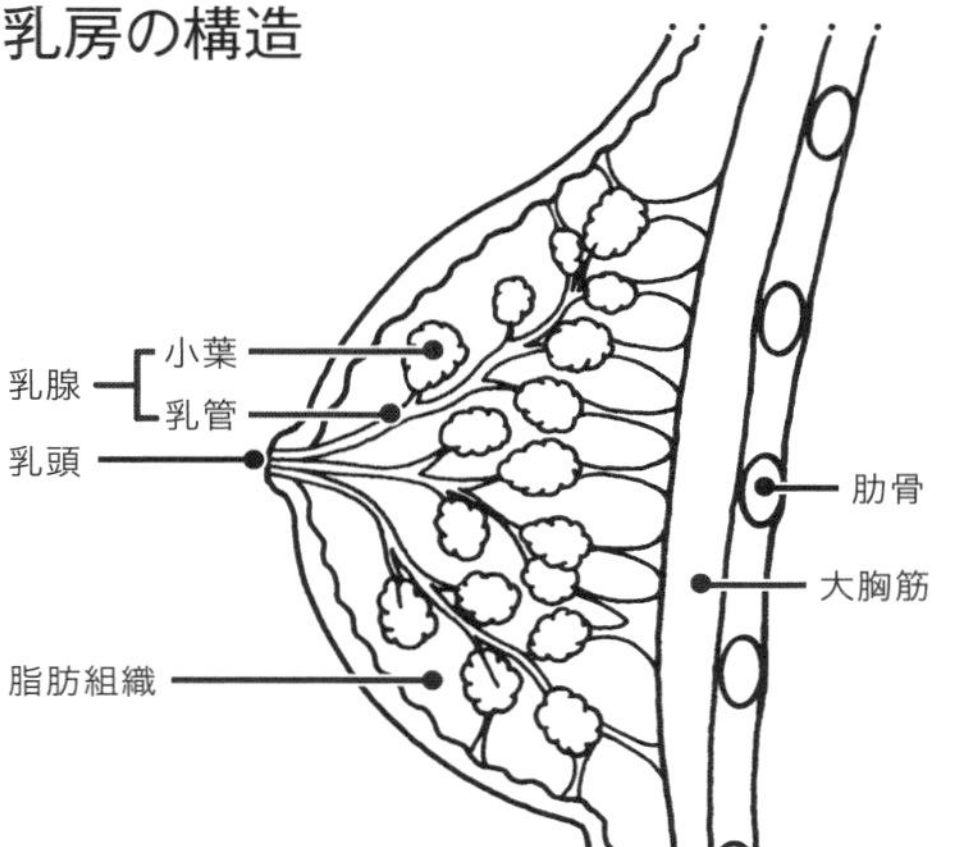

乳がんの基礎知識

乳がんは乳腺組織にできる悪性腫瘍で、**95%以上が乳管の上皮細胞にできる乳管がん、残る5%ほどが小葉にできる小葉がん**です。

がんは乳房の上半分にできることが多く、なかでも**わきに近い側にできやすいことがわかっています(わき側が約45%、内側が約23%)**。もちろん乳房の下半分や乳頭にがんができることもあります。

国立がん研究センターがん情報サービスによると、**乳がんの罹患者数は約9万2000人で、女性がかかるがんの中で一番多く**なっています（2017年）。また患者数は年々増えています。その背景には、高齢出産・出産未経験の女性が多くなったことや、食生活の欧米化などが挙げられます。

罹患者数に対して死亡者数が多くないというのが、乳がんの大きな特徴です。実際、乳がんの死亡者数は大腸がん、肺がん、膵がん、胃がんの次で5番目、約1万5000人になります（2018年）。

先にも述べたように、乳がんは早期発見や治療の進歩などの成果で、全体的にみると予後が大きく改善されたがんの一つといえます。実際、ステージでみる**5年相対生存率は、ステージⅠが99・8％、ステージⅡが95・7％、ステージⅢでも80・6％**となっています。しかし、**ステージⅣまで進行してしまうと35・4％**と下がってしまいます。

乳がんのリスクチェックをしよう！

自分がどれだけ乳がんにかかるリスクがあるか、次の項目でチェックしておきましょう。

□40歳以上

□太っている（BMI※25以上）

□初潮が11歳より前

□母親、姉妹、娘が乳がんである

□お酒をよく飲む（ほぼ毎日飲む）

□長年、たばこを吸っている

□カロリーの高い食事が多い

□出産経験がない（授乳経験がない）

□乳房に以前はなかったしこりが触れる

□乳房の一部がへこんでいる、ひきつれている、赤くなっている

□乳首から出血や分泌物があった

※BMI（体格指数）＝体重kg÷（身長m）^{2}

☑の数が多いほど、乳がんにかかりやすい傾向があります。定期的に乳がん検診を受けてください。とくに最後の3つに当てはまる人は乳がんの疑いがあるので、早めに受診したほうがよいでしょう。

乳がんの検査とは？

乳がんは、自治体や企業が行っているがん検診が有用とされるがんの一つ。具体的には、**40歳以上の女性を対象に、2年に1回、乳がん検診の受診が推奨されています。**

がん検診では専門医が乳房を触診、視診してしこりや皮膚の異常がないかを調べる視触診と、乳房専用のX線検査マンモグラフィを併用する方法があります。ただし、現在は視触診は受診者の任意となっています。

マンモグラフィは乳房を板で挟んで平らにし、乳腺の状態を撮影する検査です。わきの下の腋窩《えきか》リンパ節に転移があるかどうかもわかります。

がんの疑いがある場合は、その部分の組織を細い針で採取する生検が行われます。

乳腺の発達が未熟でマンモグラフィでは異常を発見しにくい若い女性に対しては、超音波検査が検討されますが、今のところがん検診には組み込まれていません。

乳がんの進行度をみる検査には、CT（コンピューター断層撮影）検査や、MRI（磁気共鳴画像法）検査があります。遠隔転移を調べる際は、PET（陽電子放出断層撮影）検査や骨シンチグラム検査が行われることもあります。

乳がん検査の値段

検査	値段
マンモグラフィ	5620円
乳腺超音波検査	3500円
生検	2万5800円
CT検査（単純CT・造影CT）	1万6000～2万8000円
MRI検査	2万円
PET検査	10万円
骨シンチグラム検査	6万円

※健康保険が適用される場合は、この金額の1～3割負担となります。がん検診や人間ドックでこれらの検査を行う場合は、健康保険は使えません。

乳がんのステージとは？

乳がんのステージは、がんの大きさとリンパ節転移の有無で決まり、TNM分類を基準にしています。Tはがんの大きさ、Nはリンパ節転移の状態、Mは遠隔転移の状態を指しています。

乳がんでは**ステージⅠを早期がん、Ⅲ以降を進行がん**と呼んでいます。また**ステージ0を非浸潤《しんじゅん》がん、Ⅰ以降を浸潤がん**と呼びます。

乳がんのステージ

0期	非浸潤がん※、あるいはパジェッド病※※で、きわめて早期のがん
Ⅰ期	がんの大きさが2cm以下で、リンパ節や他の臓器に転移していない
ⅡA期	がんの大きさが2cm以下で、わきの下のリンパ節に転移し、そのリンパ節は固定されておらず動く、もしくは、がんが2cmを超え5cm以下の大きさでリンパ節や他の臓器への転移はない
ⅡB期	がんが2cmを超え5cm以下の大きさで、わきの下のリンパ節に転移し、そのリンパ節は固定されておらず動く、もしくは、がんが5cmの大きさを超え、リンパ節や他の臓器への転移はない
ⅢA期	がんの大きさが5cm以下で、わきの下のリンパ節に転移し、そのリンパ節は固定されて動かないか、リンパ節が互いに癒着している、または、わきの下のリンパ節には転移はないが胸骨の内側のリンパ節に転移がある もしくは、しこりの大きさが5cm以上で、わきの下または胸骨の内側のリンパ節に転移がある
ⅢB期	がんの大きさやリンパ節への転移の有無に関わらず、しこりが胸壁に固定されていたり、がんが皮膚に出たり皮膚が崩れたり皮膚がむくんでいるような状態 しこりがない炎症性乳がんもこの病期から含まれる
ⅢC期	がんの大きさに関わらず、わきの下のリンパ節と胸骨の内側のリンパ節の両方に転移がある、または鎖骨の上下にあるリンパ節に転移がある
Ⅳ期	他の離れた臓器への転移(骨、肺、肝臓、脳などへの遠隔転移)がある

※非浸潤がん：がん細胞が乳管や乳腺小葉の中にとどまっている乳がん。
※※パジェット病：乳頭や乳輪の表皮内にがん細胞がみられ、乳頭や乳輪が赤くなり、湿疹のような状態となるもの。

国立がん研究センターがん情報サービスが、日本乳癌学会編「臨床・病理 乳癌取扱い規約」(金原出版)2018より作成

乳がんのステージ分類(TNM分類)

他の臓器への転移	転移なし(M0)				転移あり(M1)
リンパ節への転移(N) ＼ しこりの大きさ(T)	なし(N0)	わきの下(しこりは動く)(N1)	わきの下(しこりは固定されている) or 胸骨の横(N2)	わきの下と胸骨の横 or 鎖骨の上下(N3)	
しこりを認めない(T0)	—	ⅡA	ⅢA	ⅢC	Ⅳ
最大径が2cm以下(T1)	Ⅰ	ⅡA	ⅢA	ⅢC	
最大径が2cm〜5cm以下(T2)	ⅡA	ⅡB	ⅢA	ⅢC	
最大径が5cm超(T3)	ⅡB	ⅢA	ⅢA	ⅢC	
大きさを問わない(T4)	ⅢB	ⅢB	ⅢB	ⅢC	

乳がんinfoナビウェブサイトより

乳がんのサブタイプ分類

サブタイプ分類	ホルモン受容体		HER2	(乳がんの)増殖能力指標
	エストロゲン受容体	プロゲステロン受容体		
ルミナルA型	陽性	陽性	陰性	低
ルミナルB型(HER2陰性)	陽性	弱陽性または陰性	陰性	高
ルミナルB型(HER2陽性)	陽性	陽性または陰性	陽性	低〜高
HER2型	陰性	陰性	陽性	低〜高
トリプルネガティブ	陰性	陰性	陰性	低〜高

国立がん研究センター東病院ウェブサイトより

乳がんは先に紹介したステージに加え、**生検を行ってサブタイプ分類をし、乳がんの性質を確かめたうえで治療方針を決めていきます。**これによりどのタイプの薬が効くかを、あらかじめ知ることができます。

サブタイプ分類には、ホルモン受容体の状態、HER2という乳がん細胞に発現するタンパクの状態、がんが増殖する力を示す指標（Ki値）などから、ルミナルA型、ルミナルB型、HER2型、トリプルネガティブの4つに分けられます。

ステージ別乳がんの治療と値段は？

ステージ0

マンモグラフィ検査が普及したことで、非浸潤がんが多く見つかるようになりました。この段階ではがんを切除すれば完治の可能性が高いため、基本的に治療は手術に

乳がん手術と術後放射線療法の値段

乳房温存手術（乳房部分切除術）	**28万2100～42万3500円**
術後放射線療法（25回/5Gy）	**25～45万円**
乳房切除術	**22万5200～52万8200円**

※健康保険が適用されるため、かかる費用は1～3割になります。

なります。現在は「乳房温存手術」に放射線療法を組み合わせた治療か、「乳房切除術」のどちらかが行われます。

乳房温存手術は、しこりの周囲を1～2㎝ほど大きくとって切除する方法です。転移のリスクを考慮して放射線療法を組み合わせることが一般的です。

乳房切除術はがんのある側の乳房をすべて切除する方法です。この場合、新しく乳房を作る再建が可能です（90ページコラム参照）。

手術は入院をして行います。その場合、**上記の手術費用に加え、入院基本料や検査費用、手術前医学管理料、がん患者指導管理料、手術後医学管理料などがかかります**（38ページ大腸がんを参照）。

ステージⅠ～ステージⅢa

この段階では、**手術、放射線療法、化学療法を組み合わせる集学的治療が中心**となります。その組み合わせは複数あり、がんの大きさや転移の状態だけでなく、年齢やライフスタイルなどによっても、治療方針が変わってきます。

代表的な組み合わせは次の通りになります。

・乳房切除術↓術後補助化学療法
・術前補助化学療法↓乳房温存手術
・乳房温存療法↓放射線療法↓術後補助化学療法

早期がんと違い、浸潤がんであるこのステージでは、手術をする際は、腋窩リンパ節を切除して病理解剖に回し、転移があるかどうかを確かめるセンチネルリンパ節生検が行われます。

乳がんでは、抗がん剤や分子標的薬だけでなく、ホルモン薬も治療に使われています。術前、あるいは術後補助化学療法では、術前に実施したサブタイプ分類によって用いる薬を変えていきます。

術前ではドキソルビシンやエピルビシン、パクリタキセル、ドセタキセルなどが用いられます。HER2陽性であれば分子標的薬のトラスツズマブが追加されます。

術後に使う薬の種類や値段については、ステージⅢb~Ⅳのページで紹介します。

ステージⅢb～ステージⅣ・再発乳がん

基本的には、**抗がん剤などによる全身療法が治療の中心**となります。事前に確認したサブタイプ分類によって、使う薬が決められます。

乳がんは、がんで使われる一般的な抗がん剤や分子標的薬に加え、ホルモン薬もよく用いられます。これは、乳がんの中にはホルモンの影響で増殖するタイプがあるからです。

具体的には次の通りになります。

ルミナルA型は分化度が高く増殖の遅いタイプで、ホルモン薬がよく効くことからホルモン療法が第一選択となります。**日本人の乳がんの約6割がこのタイプ**です。

ルミナルB型は増殖スピードが速めのタイプです。ホルモン薬と抗がん剤の治療が基本となり、HER2が陽性であれば分子標的薬を追加します。

HER2型は、がん細胞の表面にあるHER2というタンパクが多いタイプの乳がんで、このHER2をターゲットにした分子標的薬がよく効くことがわかっています。

トリプルネガティブはホルモン薬や分子標的薬が効きにくいことから、抗がん剤治療が中心となります。

乳がんの化学療法でも抗がん剤を組み合わせて使うことが多く、ＡＣ療法（ドキソルビシン＋シクロホスファミド）、ＦＥＣ療法（フルオロウラシル＋エピルビシン＋シクロホスファミド）にパクリタキセルまたはドセタキセルを追加すると再発予防効果が上乗せされるとされています。ＴＣ療法（ドセタキセル＋シクロホスファミド）もよく行われています。

ホルモン薬で用いられているものに、抗エストロゲン薬（タモキシフェン、トレミフェン）、ＬＨ‐ＲＨアゴニスト製剤（リュープロレリン、ゴセレリン）、アロマターゼ阻害薬（エキセメスタン、アナストロゾール、レトロゾール）、プロゲステロン薬（メドロキシプロゲステロン）があります。

乳がん治療ではさまざまな分子標的薬が併用されています。代表的なものとしては、トラスツズマブとペルツズマブ、トラスツズマブとエムタンシン、ベバシズマブなどが挙げられます。

再発の乳がんでは、パルボシクリブ、アベマシクリブ、エベロリムスが、ＢＲＣＡ１またはＢＲＣＡ２の遺伝子に変異がある遺伝性の乳がん卵巣がん症候群には、ＰＡＲＰ阻害薬のオラパリブが使われます。

乳がん化学療法とホルモン療法の例と値段

AC療法
ドキソルビシン（アドリアシン）＋シクロホスファミド（エンドキサン）
1サイクル
1万6300円

FEC療法
フルオロウラシル（5-FU）＋エピルビシン（ファルモルビシン）＋シクロホスファミド（エンドキサン）
1サイクル
3万3530円

パクリタキセル（タキソール）
1サイクル
2万2740円

nabパクリタキセル（アブラキサン）
1サイクル
21万2490円

ドセタキセル（タキソテール）
1サイクル
5万1700円

TC療法
ドセタキセル（タキソテール）＋シクロホスファミド（エンドキサン）
1サイクル
6万7880円

ホルモン療法
1カ月
6000～3万2290円

ホルモン療法＋CDK4/6阻害薬
例）パルボシクリブ（イブランス）
1サイクル4週間
48万2580円
※ホルモン療法の値段は含まれていません。

トラスツズマブ（ハーセプチン）
最初の1サイクル3週間
13万6140円
2サイクル目以降
10万2100円

ペルツズマブ（パージェタ）
初回
41万2940円
2回目以降
20万6470円

オラパリブ（リムパーザ）
1回
2万740円

※健康保険が適用されるため、かかる費用は1～3割になります。
※（　）内は製品名です。

乳房再建術の値段

乳房は目で見える臓器の一つです。そのため術後は常に切除した部分を目にしなければならず、それは女性の象徴を失ったという悲しみだけでなく、がんを患ったというつらい事実を思い出すきっかけにもなります。こうしたことに、たいへん大きな精神的な苦痛を感じる女性は少なくありません。周りの視線が気になって、温泉や共同浴場などには行けないという女性もいます。

このような中、多くの女性が選択し始めているのが、乳房全摘（乳房切除術）の後に行う乳房再建術です。最近では、乳房の形が大きく変わる乳房温存手術よりも、全摘＋再建を選ぶ人が増えているともいわれています。

乳房再建には、大きく自分の脂肪組織などを移植する自家組織再建と、シリコン製人工乳房（インプラント）を使用する人工乳房再建の2種類があり、現在はいずれも健康保険が適用されています（もちろん、美容目的の豊胸手術は保険適用外です）。

人工乳房もバリエーションが増え、以前は欧米人の乳房の形に近いおわん形だけでしたが、今では日本人の乳房の形に合うしずく形も登場しています。全摘した日に再建を行う同時再建術も珍しくなくなり、乳輪、乳頭の再建も始まっています。

自家組織による乳房再建の値段

49万1200円（乳がん切除と同時）

53万5600円（術後半年以降）

シリコン製人工乳房を用いた乳房再建術

25万円（エキスパンダーの挿入からインプラント置換までの総額）

※健康保険が適用されるため、かかる費用は1～3割になります。

前立腺がん

前立腺がん治療にかかる医療費の総額と平均入院日数

平均88万円（3割負担で約26万4000円、1割負担で約8万8000円）

平均入院日数17・6日

※手術費、入院費、食事・生活療養費など、前立腺がんの治療を受けたときにかかる費用をすべて含みます。平均入院日数は、手術を受けたときの入院の平均になります。

※上記の金額は厚生労働省「平成28年度医療給付実態調査」、平均入院日数は病院情報局（運営：ケアレビュー）の「傷病別全国統計」から抜粋しました。

前立腺の働きは？

前立腺は男性特有の臓器で、精液の一部である前立腺液を分泌しています。この前立腺液は精子に栄養を与え、保護する役割を持っています。なお、男性ホルモンを分泌しているのは前立腺ではなく、精巣になります（一部は副腎でも分泌されます）。

前立腺の構造は?

正常な前立腺はクルミほどの大きさ（およそ20g）で、膀胱の真下にあり、中央には尿道が通っています。この前立腺が大きくなって、タマゴやミカンほどの大きさになった状態が前立腺肥大（95ページコラム参照）です。

前立腺がんの基礎知識

前立腺がんは、50代以上の男性がかかりやすいがんです。**男性の10人に1人が前立腺がんにかかる**とされ、ほかのがんと比べてもその割合は高いといえます。

国立がん研究センターがん情報サービスによると、**男性がかかるがんでは一番多く、罹患者数は約9万1000人**です（2017

前立腺の構造

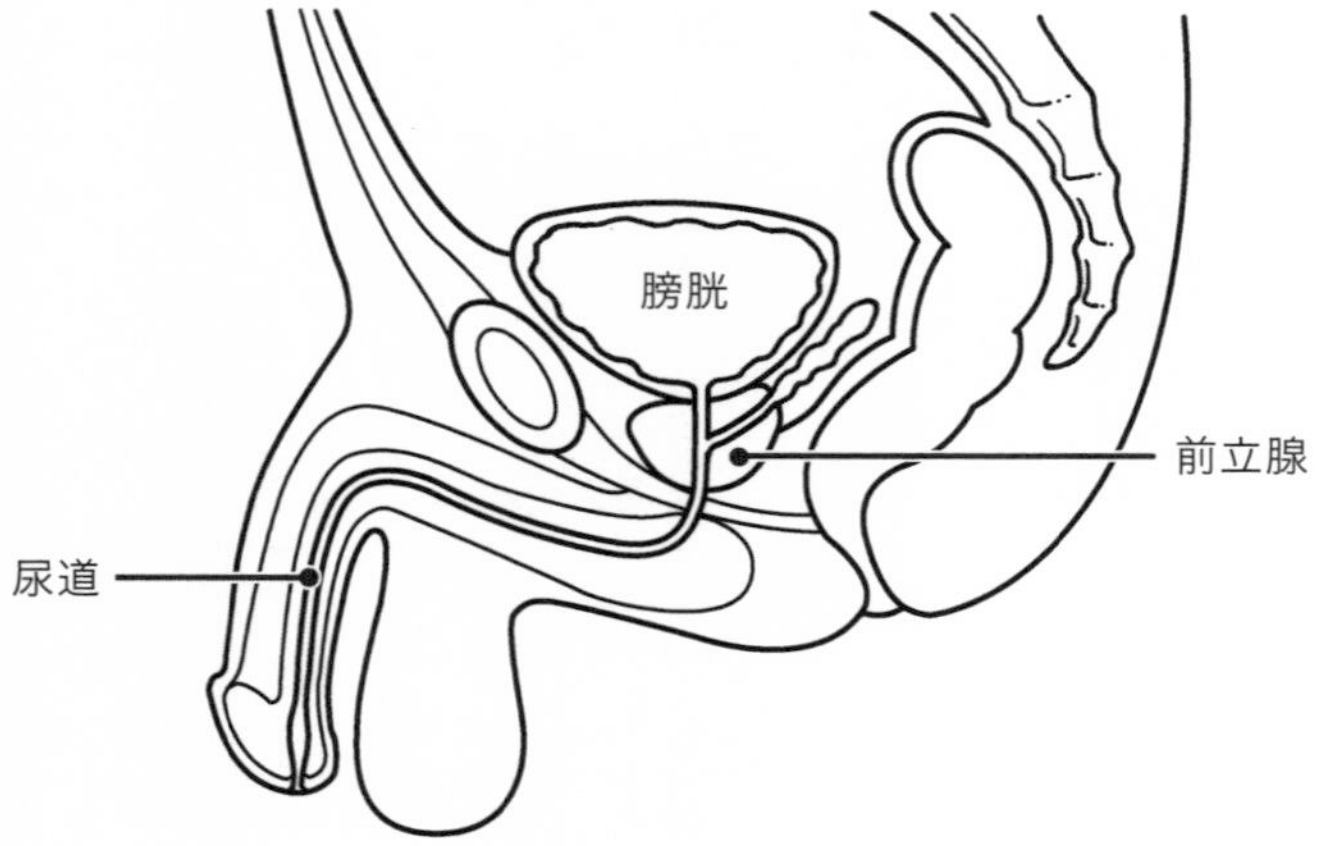

年）。一方、亡くなるのは1万2000人程度です（2018年）。このことから、ほかのがんに比べて、予後が良好ながんの一つといえるでしょう。

実際、このことは5年相対生存率をみても明らかです。**ステージがⅠ、Ⅱ、Ⅲでは100%、つまり早期で治療をすれば前立腺がんで亡くなることはない**、ということです。**ステージⅣでは61・3%**ですが、それでもほかのがんに比べれば高いといえます。

前立腺がんの中には、比較的ゆっくり進行し治療を要しないものもあります。がんを抱えたまま、長い間、大きな支障もなく日常生活を営んでいるケースも多く、がん以外の原因で亡くなった後に剖検（ご遺体を解剖して調べること）したら、前立腺がんが見つかったという事例も珍しくありません。

前立腺がんのリスクチェックをしよう！

自分がどれだけ前立腺がんにかかるリスクがあるか、次の項目でチェックしておきましょう。

□50歳以上
□肉をよく食べるが野菜はあまり食べない

□ストレスが多い
□睡眠不足など生活が不規則
□最近、尿意を催すことが増えた気がする
□排尿の際、尿に勢いがない
□排尿に時間がかかるようになった
□意思と関係なく途中で排尿が途切れる
□下腹部に違和感がある
□排尿後に残尿感がある
□夜中に何度もトイレに行くようになった
□排尿したいのに尿が出ない

☑の数が多いほど、前立腺がんにかかりやすい傾向があります。前立腺肥大も同じような症状が表れますが、その鑑別のためにも一度、泌尿器科で診てもらうことをおすすめします。

前立腺肥大症の治療と値段

前立腺の病気で代表的なのが、前立腺肥大です。その名の通り前立腺が腫れ大きくなる病気で、多くの場合、排尿障害（尿の勢いが弱くなる、尿の出始めまで時間がかかる、排尿中に尿が途切れる、力まなければ排尿できない、など）が表れます。

この前立腺肥大と前立腺がんはまったく別の病気であり、前立腺肥大症が悪化、進行してがん化することはありません。

一番の違いは、発生する場所です。前立腺肥大は尿道を取り囲む内腺（移行領域ともいう）で発生しますが、前立腺がんは、尿道から離れた外腺（辺縁領域ともいう）に発生します。

ただし、前立腺肥大と前立腺がんが合併するケースがありますし、同じような症状が表れるので、前立腺肥大かと思っていたらがんだったということもありえます。排尿障害など気がかりな症状が表れたときは、早めに検査を受けるようにしましょう。

前立腺肥大では最初に薬物治療から始め、合併症（尿閉、肉眼的血尿、膀胱結石、腎機能障害）が出てきたときに手術が検討されます。用いられる薬は、交感神経α1遮断薬、ホスホジエステラーゼ5（PDE5）阻害薬、抗アンドロゲン薬です。手術は尿道から小型の内視鏡を挿入して行う手術や、レーザーを用いた手術などが行われています。

交感神経α1遮断薬　1日 70〜100円
ホスホジエステラーゼ5（PDE5）阻害薬　1日 210円
抗アンドロゲン薬　1日 590円
経尿道的前立腺切除術(TUR-P)　20万4000円
ホルミウムレーザー前立腺核出術(HoLEP)　20万4700円
レーザー前立腺蒸散術　19万円

※健康保険が適用されるため、かかる費用は1〜3割になります。

前立腺がんの検査とは?

前立腺がんの代表的な検査はPSA検査です。前立腺の上皮細胞から分泌される糖タンパクPSA（前立腺特異抗原）の値は、前立腺にがんなどの異常があると上昇するため、血液検査でその量を調べます。

自治体や企業が行っている**がん検診には組み込まれていないため、別途、健康診断のオプションや人間ドックで受ける**ことになります。健保組合の中には、補助金が出るところもあります。

PSAの基準値は年齢によって異なりますが、基準値を超えていたら、前立腺に針を刺して組織を採取し、がんがあるかどうかを調べる前立腺生検（前立腺針生検査）が行われます。

このほか、最近になって始まったのが、MRI撮影および超音波検査融合画像に基づく前立腺針生検法と呼ばれるもの

PSA値と前立腺がんが見つかる目安

0〜4ng/mℓ	基準値
4〜10ng/mℓ	グレーゾーン。 25 〜 40%の割合でがんが発見される
10 〜100ng/mℓ	前立腺がんが疑われる
100ng/mℓ〜	前立腺がんが強く疑われ、転移も疑われる

国立がん研究センターがん情報サービスより

です。

これは、事前にＭＲＩ（磁気共鳴画像法）検査をして、その画像と直腸から入れたプローブ（探針）で撮影した超音波画像を融合させる検査法で、これにより、がんの疑いが高い部位をピンポイントで生検することが可能です。通常の生検より針を刺す回数が減るため、体への負担が少ない検査です。

検査費用は約11万円と高額ですが、先進医療に指定されているので保険診療との併用が認められ、この検査以外には健康保険が使えます（28ページコラム参照）。

前立腺がん検査の値段

PSA検査	2000～3000円
前立腺針生検査（確定診断）	4万～12万円 ※入院した場合は、入院費が加算
MRI撮影および超音波検査融合画像に基づく前立腺針生検法	約11万円

※PSA検査は健診目的であれば自己負担。前立腺がんの疑いで受ける場合は、健康保険の適用となります（1～3割負担）。
※前立腺生検は保険診療です（1～3割負担）。
※MRI撮影および超音波検査融合画像に基づく前立腺生検は先進医療です。

前立腺がんのステージとは？

前立腺がんは、はじめに前立腺の外側にある外腺という組織にでき、そこから徐々に広がっていきます。**治療方針を決める際に重要になるのが、進行度を示すステージと、グリーソンスコア、PSAの3つからなるリスク分類**です。

ステージは、がんの広がりと転移の有無をみるＴＮＭ分類で判定します。Ｔはがんの大きさ、Ｎは所属リンパ節への転移の有無、Ｍは遠隔転移の状態を示しています。Ｔ1、Ｔ2はがんがその場にとどまっている限局がん、Ｔ3、Ｔ4は局所進行がん、Ｎ1、Ｍ1が転移がんになります。

グリーソンスコアは、生検で採取した組織を顕微鏡で見て、細胞の形の違いから悪性度を点数化していくものです。スコアは9段階あり、最も悪性度が低いスコアが2、最も高いスコアが10です。一般的に、**6以下は性質のおとなしいがん、7は中程度、8～10は悪性度が高く進行が早いがん**と判定されます。

ＰＳＡは、がん検診でも用いられている指標です。前立腺で作られる糖タンパクの一つで、前立腺に異常があると血液中に漏れ出し、値が上昇します。

前立腺がんのステージ

T1	偶然に発見されたがん
T1a	前立腺肥大症などの手術で切除した組織の5%以下にがんが見られる
T1b	前立腺肥大症などの手術で切除した組織の5%超にがんが見られる
T1c	PSA値上昇などの後、針生検で見つかったがん
T2	前立腺内にとどまるがん
T2a	片側の1/2以下にとどまるがん
T2b	片側の1/2を超えるがん
T2c	左右に広がったがん
T3	前立腺の被膜を越えて広がったがん
T3a	被膜外に広がったがん(片側または両側)
T3b	精のうに広がったがん
T4	隣接する臓器(膀胱、直腸、骨盤壁など)に広がったがん
N0	所属リンパ節に転移はない
N1	所属リンパ節に転移がある
M0	遠隔転移はない
M1	遠隔転移がある

ステージⅠ	T1の限局がん
ステージⅡ	T2の限局がん
ステージⅢ	T3の局所進行がん
ステージⅣ	T4の局所進行がん、N1およびM1の転移がん

UICC TNM Classification of Malignant Tumours, 8th Edn, Wiley-Blackwell: 2017, 191-192より

転移のない前立腺がんに対するNCCN※のリスク分類

低リスク	T1～T2a、グリーソンスコア6以下、PSA値10ng/mℓ未満
中間リスク	T2b～T2c、グリーソンスコア7、またはPSA値10～20ng/mℓ
高リスク	T3a、グリーソンスコア8～10、またはPSA値20ng/mℓ以上

※National Comprehensive Cancer Network。患者ケア、研究、そして教育に専念する、28の米国の主要ながんセンターによる非営利団体の略

日本泌尿器科学会編「前立腺癌診療ガイドライン2016年版」より

リスク分類別前立腺がんの治療と値段は？

低リスク

　がんが前立腺内にとどまっている**低リスクの前立腺がんでは、監視療法（待機療法）、手術、放射線療法、ホルモン療法（内分泌療法）の中から治療法が検討**されます。前立腺がんの治療の進歩は著しく、有効な治療法が数多くあります。そのため、自分のライフスタイルなどを考慮して、治療法を選択することが可能です。

前立腺がん手術の値段

前立腺悪性腫瘍手術	**41万800円**
腹腔鏡下前立腺悪性腫瘍手術	**77万4300円**
腹腔鏡下小切開前立腺悪性腫瘍手術	**59万7800円**
腹腔鏡下前立腺悪性腫瘍手術（ロボット支援）	**95万2800円**

※健康保険が適用されるため、かかる費用は1～3割になります。

手術では、お腹を大きく開けて行われる従来型の開腹手術のほか、**お腹を小さく複数カ所切開し、そこから内視鏡という小型カメラや鉗子《かんし》などを入れて行う腹腔鏡下《ふくくうきょうか》手術、ロボット手術支援システムを用いた手術**（43ページコラム参照）などが行われています。

放射線療法には、体の外から患部（がん）に向けて放射線を照射する外照射法と、放射線を出す線源を前立腺に埋め込む組織内照射法の2種類があります。

外照射法で近年、主流になっているのは、ＩＭＲＴ（強度変調放射線治療）です。コンピュータ制御によって強弱をつけた放射線を多方向から照射します。これによりがんを集中的に狙って強い放射線を照射でき、合併症のリスクを減らせるようになりました。**2018年からは、重粒子線や陽子線による放射線療法も前立腺がんに関しては保険適用**となりました。

一方、組織内照射法は、前立腺に線源という放射線を出す小さい金属を埋め込み、内部から放射線を当てる方法です。副作用が比較的少ないといわれています。

前立腺がん放射線療法の値段

強度変調放射線治療(IMRT)による体外照射を行った場合の放射線治療管理料	
	5万円

強度変調放射線治療	
全39回	**140万円**

粒子線治療(重粒子線・陽子線)局所前立腺がん・局所進行前立腺がん	
照射回数12回・3週間の治療	**160万円**

組織内照射	
	48万6000円

※健康保険が適用されるため、かかる費用は1〜3割になります。

中間リスク

前立腺の中にとどまっている**中間リスクの前立腺がんは、手術、放射線療法に加えて、ホルモン療法**が行われます。手術と放射線療法については、低リスクの説明をご覧ください。ここではホルモン療法について解説します。

前立腺がんでは、男性ホルモンががんの増殖に影響していることがわかっています。そこで男性ホルモンを抑える薬を使うことで、がんの増殖を抑制していくのがホルモン療法です。内分泌療法とも呼ばれます。

使われる薬は、LH-RHアゴニスト、抗アンドロゲン薬で、両者を組み合わせたCAB療法が行われています。LH-RHアゴニストは4週間、または12週間に1回注射します。LH-RHアンタゴニストは1回目には大容量を注射し、その後4週間に1度、小容量の注射を続けます。抗アンドロゲン薬の服用量や回数は薬の種類によって異なります。

局所進行がんでは、ホルモン療法は手術や放射線療法と組み合わせることもあります。

前立腺がんホルモン療法の例と値段

LH-RHアゴニスト
リュープロレリン（リュープリン）

1回
3万2290円

LH-RHアンタゴニスト
デガレリクス（ゴナックス）

初回
5万5520円
2回目以降
2万2590円

抗アンドロゲン剤
ビカルタミド（カソデックス）

1日
590円

CAB（MAB）療法
※LH-RHアゴニスト＋抗アンドロゲン剤
デガレリクス（ゴナックス）＋ビカルタミド（カソデックス）

1カ月
4万290～7万3220円

※健康保険が適用されるため、かかる費用は1～3割になります。
※（　）内は製品名です。

高リスク

皮膜を越えて広がったがんでも、手術、放射線療法、ホルモン療法が検討されます。手術とホルモン療法、放射線療法とホルモン療法のように、治療を組み合わせて行うこともあります。**放射線療法では、重粒子線や陽子線は高リスクの前立腺がんでも効果が認められています。**

リンパ節転移・遠隔転移

治療の中心はホルモン療法になります。化学療法が追加されることもあります。使われるのはタキサン系のドセタキセルなどになります。

前立腺がん化学療法の例と値段

ドセタキセル（タキソテール）	
1回	**6万2350円**

※健康保険が適用されるため、かかる費用は1～3割になります。
※（　）内は製品名です。

section 2

生活習慣病（糖尿病・心筋梗塞・脳卒中）

血管の老化をもたらす病気、血管の老化が招く病気

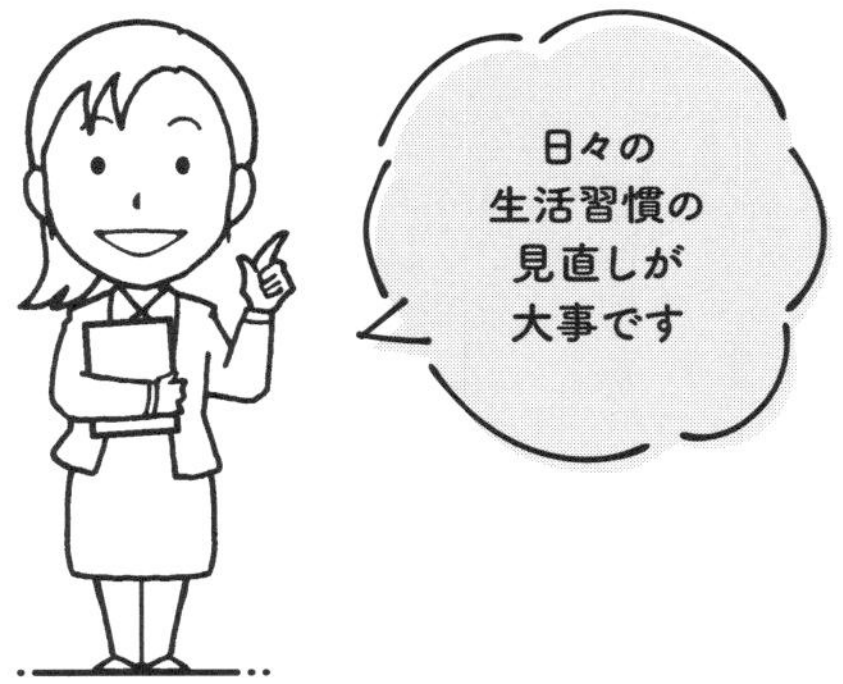

高血圧症や脂質異常症（高脂血症）、糖尿病などは日々の生活習慣が影響して発症する病気です。これらはいずれも血管の老化である動脈硬化を進め、心筋梗塞や脳卒中といった重大な病気の引き金となります。
こうした病気になれば、治療には多額の費用がかかります。また、再発予防の投薬やリハビリが必要になれば、長期間にわたって医療費を支払うことになります。
生活習慣病を改善させることは、こうした大病の予防につながるだけでなく、医療費の面でも節約できます。ここでは、合併症によって人工透析が必要になるとそれだけで年間400万〜600万円もかかる糖尿病から紹介していきます。

糖尿病

糖尿病治療にかかる医療費

1カ月

投薬がない、または飲み薬だけの場合

6520〜1万5920円

（3割負担で1960〜4780円、1割負担で650〜1590円）

1カ月

注射薬を使用する場合

3万9400〜4万1340円

（3割負担で1万1820〜1万2320円、1割負担で3940〜4130円）

1カ月

インスリンポンプ治療をする場合

6万6110〜10万6410円

（3割負担で1万9830〜3万1920円、1割負担で6610〜1万640円）

郵便はがき

切手を
お貼りください

105-0003

（受取人）
東京都港区西新橋2-23-1
3東洋海事ビル
（株）アスコム

大切な人が入院・手術になったときの
病気の値段がわかる本

読者　係

本書をお買いあげ頂き、誠にありがとうございました。お手数ですが、今後の出版の参考のため各項目にご記入のうえ、弊社までご返送ください。

お名前	男・女	才
ご住所　〒		
Tel	E-mail	
この本の満足度は何％ですか？		％
今後、著者や新刊に関する情報、新企画へのアンケート、セミナーのご案内などを郵送またはE-mailにて送付させていただいてもよろしいでしょうか？　□はい　□いいえ		

返送いただいた方の中から**抽選で5名**の方に
図書カード5000円分をプレゼントさせていただきます。

当選の発表はプレゼント商品の発送をもって代えさせていただきます。
※ご記入いただいた個人情報はプレゼントの発送以外に利用することはありません。
※本書へのご意見・ご感想およびその要旨に関しては、本書の広告などに文面を掲載させていただく場合がございます。

●本書へのご意見・ご感想をお聞かせください。

ご協力ありがとうございました。

糖尿病の基礎知識

食事でとった米やパン、うどんなどの炭水化物（でんぷん）は、主に小腸でブドウ糖に分解された後、吸収されて、血液にのって全身を巡ります。血液中のブドウ糖（血糖）は、膵臓が分泌するインスリンというホルモンの助けを借りて、内臓や筋肉などの細胞に取り込まれ、身体活動に必要なエネルギー源となります。

糖尿病とは、インスリンの働きが悪かったり、十分な量が分泌されなくなったりする病気です。1型と2型があり、**全体の約95％以上を占めるのが生活習慣が原因で発症する2型糖尿病**です。したがって、本書では2型糖尿病を糖尿病として取り上げます。

厚生労働省の「患者調査（平成29年）」によると、糖尿病の患者数は328万9000人。「国民健康・栄養調査報告（令和元年）」では、**糖尿病が強く疑われる人は男性が19・7％、女性は10・8％**となり、この10年間で最も高い数値でした。

糖尿病の診断基準は？

糖尿病かどうかは、血液中のブドウ糖の量を調べる検査でわかります。

現在行われている検査には、過去1～2カ月間の血糖値の状態を調べるヘモグロビンA

1c（HbA1c）や、10時間以上絶食した後の血糖値を調べる早期空腹時血糖値検査、ブドウ糖75gを溶かした水を飲んだ2時間後の血糖値を調べるブドウ糖負荷試験（75gOGTT）などがあります。

こうした検査を受けて、

①ヘモグロビンA1cが6・5％以上

②空腹時血糖値が126㎎／dℓ以上

③ブドウ糖負荷試験で200㎎／dℓ以上

④随時血糖値が200㎎／dℓ以上

の、いずれかが当てはまると糖尿病が疑われるため、別の日に再検査を受けることになります。そこで、下の表の診断基準に該当した場合は、糖尿病と診断されます。

一方、空腹時血糖値が110㎎／dℓ未満、75gOGTTが140㎎／dℓ未満であれば正常です。

血糖値が糖尿病、正常のいずれにも当てはまらない場合

糖尿病の診断基準

❶HbA1c 6.5%以上	＋	❷早朝空腹時血糖値 126㎎/dℓ以上 もしくは ❸75gOGTT 2時間値 200㎎/dℓ以上 もしくは ❹随時血糖値 200㎎/dℓ以上

日本糖尿病学会編・著「糖尿病治療ガイド2018-2019」より

は「境界型」、いわゆる「糖尿病予備軍」になります。生活習慣の見直しなどで糖尿病に進行しないよう努めることが大事です。

糖尿病のリスクチェックをしよう！

ご自身がどれだけ糖尿病にかかる（かかっている）リスクがあるか、次の項目でチェックしておきましょう。

□40歳以上
□肥満（BMI※25以上。あるいは医師から内臓脂肪が多いと指摘された）
□血縁の家族（二親等以内）に糖尿病の患者がいる
□ほとんど運動をしない
□最近、疲れやすいと感じる

※ BMI（体格指数）＝体重kg ÷（身長m）^{2}

血糖コントロール目標（65歳未満）

目標	コントロール目標値 注4） 血糖正常化を目指す際の目標 注1）	コントロール目標値 注4） 合併症予防のための目標 注2）	コントロール目標値 注4） 治療強化が困難な際の目標 注3）
HbA1c（%）	6.0未満	7.0未満	8.0未満

治療目標は年齢、罹病期間、臓器障害、低血糖の危険性、サポート体制などを考慮して個別に設定する。


注1）適切な食事法や運動療法だけで達成可能な場合、また薬物療法中でも低血糖などの副作用なく達成可能な場合の目標とする。

注2）合併症予防の観点からHbA1cの目標値を７％未満とする。対応する血糖値としては、空腹時血糖値130mg /dℓ未満、食後2時間血糖値180mg /dℓ未満をおおよその目安とする。

注3）低血糖などの副作用、その他の理由で治療の強化が難しい場合の目標とする。

注4）いずれも成人に対しての目標値であり、また妊婦例は除くものとする。

日本糖尿病学会編・著「糖尿病治療ガイド2018-2019」より

□皮膚が乾燥して、かゆい
□手足の感覚が鈍っている（または、チクチク刺すような痛みがある）
□風邪をひきやすい
□以前よりトイレに行く回数が増えた
□喉が渇きやすい
□切り傷やすり傷が治りにくい
□性機能が低下した（ED）
☑の数が多いほど、糖尿病または糖尿病予備軍が疑われます。早めに内科を受診しましょう。

糖尿病の治療と値段は？

糖尿病治療では、まずは血糖コントロール目標で示されている値を目指します。

血糖降下薬の種類と特徴

種類	特徴
スルホニル尿素(SU)薬	インスリンの分泌を増やす
速効型インスリン分泌促進薬(グリニド薬)	インスリンの分泌を増やす
DPP-4阻害薬	インスリンの分泌を増やす
ビグアナイド薬	インスリンの作用をよくする
チアゾリジン薬	インスリンの作用をよくする
α-グルコシダーゼ阻害薬(α-GI)	糖の吸収と排出を調節する
SGLT2阻害薬	糖の吸収と排出を調節する

日本糖尿病学会編・著「糖尿病治療ガイド2018-2019」より

治療の基本は生活習慣の修正で、最初は食事の見直しや運動療法、減量（肥満の場合）から始めます。**それでも血糖値に改善がみられなければ、血糖降下薬による薬物療法を追加**します。こうした治療でも効果が表れない場合は、インスリンを補う皮下注射、あるいはＧＬＰ－１受容体作動薬の皮下注射による治療を行います。

血糖降下薬には、インスリン分泌を増やすタイプ、インスリンの作用をよくするタイプ、ブドウ糖の吸収と排泄を調整するタイプがあります。これらを単独、あるいは組み合わせ

糖尿病治療の例と値段

外来診療料

730円

処方箋料

680円

薬剤料（血糖降下薬）

DPP-4阻害薬
シタグリプチリン（ジャヌビア）
30日分　**3900〜5700円**

ビグアナイド薬
メトホルミン（メトグルコ）
30日分　**900〜2700円**

インスリン皮下注射

超速効型インスリン
インスリンリスプロ
（ヒューマログ注ミリオペン）
1キット　**1400円**

持効型溶解インスリン
インスリンデグルデク
（トレシーバ注フレックスタッチ）
1キット　**2440円**

※健康保険が適用されるため、かかる費用は1〜3割になります。
※（　）内は製品名です。

運動療法

ウオーキングなど自身で行う場合は無料。歩数計や運動器具（ダンベル等）を購入する場合は、1000〜5000円程度。スポーツクラブを利用する場合は1万円/月程度。

て治療を進めていきます。

糖尿病合併症の治療と値段

糖尿病で怖いのは、合併症です。具体的には、糖尿病性網膜症、糖尿病性腎症、糖尿病性神経障害があり、糖尿病の三大合併症と呼ばれています。

①糖尿病性網膜症では?

高血糖が続くことによって、目の奥にある網膜を走る毛細血管が変性する病気です。進行すると失明する恐れもあり、**わが国の中途失明の原因の2位**になっています（1位は緑内障）。

治療は、レーザーで網膜を焼灼《しょうしゃく》する網膜光凝固療法のほか、変性して増殖した網膜硝子《しょうし》体《たい》の組織を除去する硝子体手術も行われます。最近では、がんの薬物療法で用いられている分子標的薬のベバシズマブの硝子体内注射が有効との報告があります。ただし、保険適用外なので自費での治療となります。

糖尿病性網膜症治療の値段

網膜光凝固術
10万200円

硝子体手術
15万5600円

※健康保険が適用されるため、かかる費用は1～3割になります。

ベバシズマブ（アバスチン）の硝子体内注射
10万7631～21万5262円 ※60kgの人の場合

※健康保険適用外のため、自費となります。
※（　）内は製品名です。

②糖尿病性腎症では？

体の老廃物などを尿として排泄する腎臓には、毛細血管がたくさん存在しています。この毛細血管が高血糖に曝《さら》され続けることで機能低下を起こした状態を、糖尿病性腎症といいます。

初期は無症状ですが、次第にむくみなどの症状が表れたり、血圧が上がったりします。

進行すると腎機能が失われる腎不全に陥ります。

現在のところ、血糖値を下げる以外に治療法がなく、腎不全となった場合は、重症化を予防するために人工透析が必要になります。現在、人工透析を受けている理由で最も多いのが、この糖尿病性腎症です。

ほかには腎移植という方法もあり、国内の腎移植の約15％が糖尿病患者に対して実施されています。

③糖尿病性神経障害では？

糖尿病の合併症の中で比較的よくみられるもので、末梢神経や自律神経に障害をもたらします。長時間の高血糖で神経細胞がダメージを受けるほか、動脈硬化によって神経細胞に酸素や栄養が供給されなくなることなどが、原因と考えられています。

末梢神経の症状は足先のしびれや痛みから始まり、**進行すると、熱さ、痛さ、触感など、あらゆる感覚が鈍くなります**。ケガをしても痛みを感じないため、治療が遅れ、足の組織

人工透析の値段

人工透析（外来血液透析）	
1カ月	**約40万円**

※高額療養費の特例として、1カ月の上限は1万円。一定以上の収入がある人は上限2万円。

が死ぬ壊疽《えそ》を起こしやすくなります。その場合、足を切断しなくてはなりません。

自律神経の症状には、起き上がるときに立ちくらみが起こる起立性低血圧、胃腸障害、下痢・便秘、膀胱障害、勃起不全（ＥＤ）などがあります。

治療は、やはり血糖値の改善です。このほか、末梢神経症状を和らげるアルドース還元酵素阻害薬などが使われることがあります。

④その他

糖尿病の人は、心筋梗塞や脳卒中にも注意が必要です。国内の８つの論文をまとめたコホート研究によると、**心筋梗塞による死亡リスクは健康な人と比べて２・１３倍、脳卒中による死亡リスクは１・４０倍**高くなっていました。

このほか、大腸がんや肝がん、膵がん、認知症（アルツハイマー病）のリスクが高まることも指摘されています。

糖尿病性神経障害の薬の値段

アルドース還元酵素阻害薬 キネダック錠（エパルレスタット錠）	
30日分	**7200円**

※健康保険が適用されるため、かかる費用は1～3割になります。
※（　）内は製品名です。

心筋梗塞

心筋梗塞治療にかかる
医療費の総額と
平均入院日数

平均177万5500円
（3割負担で約53万4000円、1割負担で約17万8000円）

平均入院日数14.1日

※手術費、入院費、食事・生活療養費など、心筋梗塞の治療を受けたときにかかる費用を含みます。
平均入院日数は、手術（心臓バイパス術）を受けたときの入院の平均になります。

※上記の金額と平均入院日数は、全日本病院協会ウェブサイトより引用しました。

心筋梗塞の基礎知識

心臓は心筋と呼ばれる筋肉でできていて、心筋が縮んだり広がったりすることでポンプ機能を果たし、全身へと血液を送っています。心筋がしっかり働くために必要な酸素や栄養を供給する血管が冠動脈です。

心筋梗塞は、**動脈硬化を起こして狭くなった冠動脈に血栓が詰まることで、そこから先の血流が途絶え、心筋が壊《え》死《し》する病気**です。同じく冠動脈で起こる病気に狭心症があります。原因は同じく動脈硬化です。

狭心症も冠動脈からの血流が不足しますが、完全に詰まるわけではなく、血流は残っています。そのため、多くは発作（胸の痛みや胸が締めつけられるような圧迫感に急に襲われる）が起こっても数分で治まります。ただ、狭心症の中には心筋梗塞を起こしやすいタ

心筋梗塞の特徴的な症状

- 左胸の強い痛み
- 背中やあご、奥歯、みぞおち、左肩、左腕の痛み（放散痛）
- 胸が重苦しい、締めつけられる
- 息苦しさ、呼吸困難
- 吐き気や嘔吐、冷や汗が出る

※糖尿病がある人では、こうした症状が表れにくいことがあるので注意が必要です。

心臓の構造

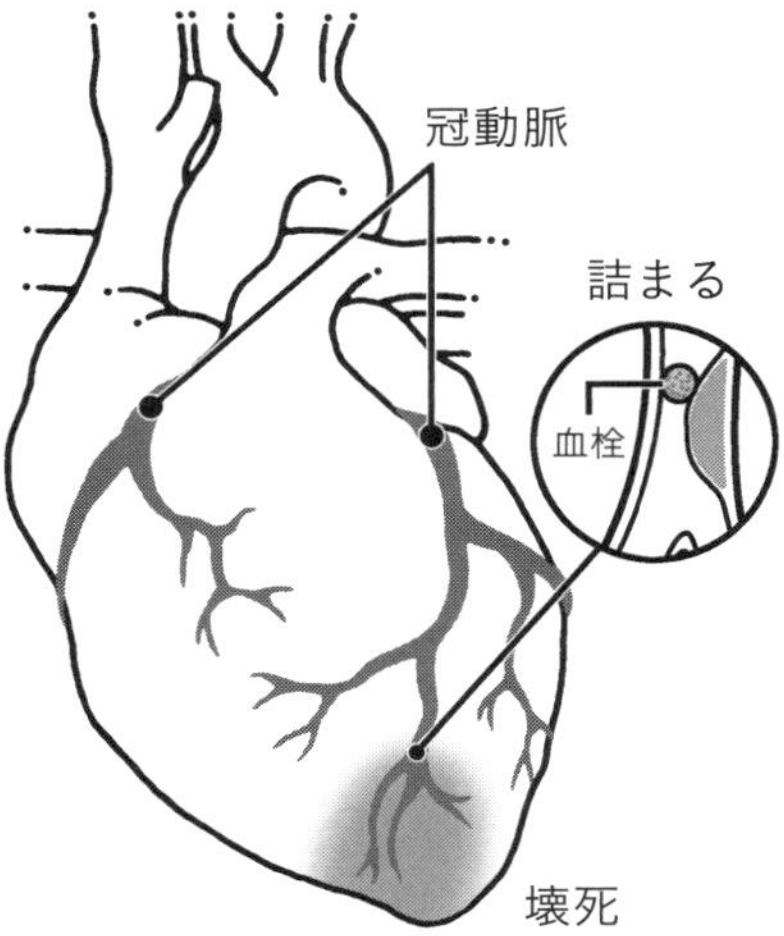

10年以内に心筋梗塞・狭心症（冠動脈疾患）を起こすリスク

年齢		性別		喫煙		血圧（収縮期／拡張期）※1	
35～44歳	30点	男性	0点	あり	5点	至適血圧（120mmHg未満／80mmHg未満）	-7点
45～54歳	38点					正常血圧（120～139mmHg／80～89mmHg）	0点
55～64歳	45点						
65～69歳	51点	女性	-7点	なし	0点	Ⅰ度高血圧（140～159mmHg／90～99mmHg）	4点
70歳以上	53点					Ⅱ度高血圧（160mmHg以上／100mmHg以上）	6点
	①		②		③		④

HDLコレステロール		LDLコレステロール		耐糖能異常（糖尿病および糖尿病予備軍）		早発性冠動脈疾患の家族歴 ※2	
40mg/dℓ未満	0点	100mg/dℓ未満	0点	あり	5点	あり	5点
40～59mg/dℓ	-5点	100～139mg/dℓ	5点	なし	0点	なし	0点
60mg/dℓ以上	-6点	140～159mg/dℓ	7点		⑦		⑧
	⑤	160～179mg/dℓ	10点				
		180mg/dℓ以上	11点				
			⑥				

※1 収縮期血圧／拡張期血圧で分類が分かれた場合は、高い方の分類を選択します。
※2 心筋梗塞・狭心症の発症年齢が男性55歳未満、女性65歳未満を指します。
該当する両親・兄弟姉妹の有無をチェックします。

イプ（不安定狭心症）もあるので、注意が必要です。

厚生労働省「人口動態統計（令和元年）」によると、わが国では心筋梗塞や狭心症で亡くなる人は年々増えていて、**1985年には心疾患が脳卒中を抜いて2位**になり、その順位は今も変わっていません（1位はがん）。厚生労働省の「患者調査（平成29年）」では、**患者数は173万2000人**にのぼっています。

心筋梗塞のリスクチェックをしよう！

心筋梗塞のリスクは、たばこや高血圧、脂質異常症などです。右図は、日本動脈硬化学会が出している心筋梗塞や狭心症を10年以内に発症する危険度を予測するチェック表です。

①～⑧の合計点数	10年以内の冠動脈疾患発症確率	
35点以下	1%未満	低リスク
36～40点	1%	
41～45点	2%	中リスク
46～50点	3%	
51～55点	5%	
56～60点	9%	高リスク
61～65点	14%	
66～70点	22%	
71点以上	28%以上	

日本動脈硬化学会編「動脈硬化性疾患予防ガイドライン2017年版」より

年齢や性別、喫煙、血圧、ＬＤＬコレステロール、ＨＤＬコレステロールなどの危険因子を点数化し、その合計点で冠動脈疾患の発症危険度を予測できるようになっています。

心筋梗塞の治療と値段は？

近年、心筋梗塞の治療は著しく進歩したことで、多くの患者が発症する前と同じような生活に戻ることができ、また仕事に復帰できるようにもなりました。しかし、そのためには、心筋のダメージを最小限に食い止めることが重要で、一刻も早く治療を受ける必要があります。

したがって、心筋梗塞が疑われる症状があったら（１１７ページの表参照）、すぐに救急車を呼ぶことが大切です。心筋梗塞では、**発作から1〜2時間以内に血流を再開させることができれば、心筋の壊死が最小限に抑えられ、救命率が上がる**という考え方があります。

そのため、救急車の搬送時間を考慮して、多くの医療機関では救急車が病院に到着してから90分位内に血流を再開させることを目標にしています。

心筋梗塞の治療には血栓溶解療法、経皮的冠動脈形成術、経皮的冠動脈ステント留置術などの心臓カテーテル治療（ＰＣＡ）と冠動脈バイパス術（ＣＡＢＧ）があります。ただし、緊急治療では適応があってもバイパス術は実施せず、まずは血栓溶解療法か心臓カテーテル治療で血流を確保します。後日、バイパス手術が必要である場合は、改めて手術をすることになります。

血栓溶解療法は、血栓を強力に溶かすｔ－ＰＡ（組織型プラスミノーゲン・アクチベータ）を静脈に注射する治療です。これによって血流の再開を図ります。

心臓カテーテル治療は、医療用の細い管（カテーテル）を冠動脈まで挿入し、狭くなった血管をバルーンで内側から広げる治療法です。網目状の金属の筒（ステント）で内側から固定することで、血管が再び詰まるのを防ぎます。

バイパス術は、詰まった血管の代わりに別の血管（グラフト）をつなぎ合わせ、血流を迂回させる治療法です。

現在、**心筋梗塞の治療で最もよく行われているのは心臓カテーテル治療**です。

心筋梗塞治療の値段

冠動脈内血栓溶解療法	17万7200円
経皮的冠動脈形成術	32万円
経皮的冠動脈ステント留置術	34万3800円
冠動脈バイパス術	71万5700円～

※健康保険が適用されるため、かかる費用は1～3割になります。

ただし、詰まった血管の場所や数によってはバイパス手術が選択されることがあります。

治療後は集中治療室（ＩＣＵ）で数日過ごした後、一般病棟に移ります（ＩＣＵの費用は１４４ページ参照）。その後、心臓の機能の回復などを目指す心臓リハビリテーションを行っていきます。

かかる費用としては**先の治療費に加えて、入院基本料や検査費用、手術前医学管理料、手術後医学管理料など**が挙げられます。さらに食費も一部、自己負担になります。

薬物療法は再発予防を目的として行います。

有効性が示されていて、最もよく使われているのは、抗血小板薬のアスピリンです。このほか、心臓カテーテル治療を受けた人はチクロピジンやクロピドグレルなど抗血小板薬のうち、どれかを必ず服用します。

一般病院に入院したときの値段
（患者7人に対し看護師1人）

1日あたりの入院費（14日間以内）	**2万410円**
内訳）	
入院基本料	**1万5910円**
14日以内の入院加算	**4500円**
※健康保険が適用されるため、かかる費用は1～3割になります。	
1回あたりの食費（自己負担分）	**460円**

※ICUの費用については144ページをご覧ください。

心筋梗塞で用いられる薬

抗血小板薬	アスピリン（バイアスピリン）
	チクロピジン（パナルジン）
	クロピドグレル（プラビックス）
	プラスグレル（エフィエント）
	シロスタゾール（プレタール）
抗凝固薬	ワルファリンカリウム（ワーファリン）

※（　）内は製品名です。

心筋梗塞で用いられる薬の例と値段

アスピリン（バイアスピリン）	
30日分	**300円**

チクロピジン（パナルジン）	
30日分	**300～900円**

クロピドグレル（プラビックス）	
30日分	**5100円**

※健康保険が適用されるため、かかる費用は1～3割になります。
※（　）内は製品名です。

心筋梗塞から命を守るAED

心筋梗塞はいつどこで起こるかわかりません。実際、心筋梗塞で亡くなる患者の約半数は、病院に到着する前に死亡するというデータもあります。このようなことにならないよう、救命に役立つのがAED（自動体外式除細動器）です。

心筋梗塞で死亡する大きな理由に、心室細動（心室のけいれん）があります。これを止めるのが1分遅れると救命の可能性が約10％低下するといわれています。AEDは、この心室細動という致死性の高い不整脈を消失させる装置です。周囲の人が心筋梗塞による心臓発作で意識を失った人に対して、一刻も早く近くのAEDを使うことができれば、命を救うことにもつながります。

AEDの使い方は簡単です。電源を入れると自動音声が流れ、その案内の通りにすれば、初めての人でも安全に、問題なく使用できます。しかし、慣れていない人がとっさに倒れている人へ使うことができるかは別ものです。消防署が行う普通救命講習は、実際にAEDを使っての訓練ができるので、大切な人を、家族を、命を守るために受講してみてはいかがでしょう。私は母校の同窓会が主催するこの講習に参加した経験があります。聞くのと実際にやるとでは大違い。経験したおかげで今は自信を持って使うことができるようになりました。

なお、AEDは駅や空港、公共施設、スポーツクラブ、企業などに設置されていますが、一般の私たちも購入することが可能です。23万円ぐらいから家電量販店などで販売されています。

AEDマーク（日本救急医療財団）

AED

脳卒中

脳卒中治療にかかる
医療費の総額と
平均入院日数

平均159万7000円
（3割負担で約47万9000円、1割負担で約16万円）

平均入院日数31.1日

※手術費、入院費、食事・生活療養費など、脳卒中の治療を受けたときにかかる費用を含んでいます。平均入院日数は、手術を受けたときの入院の平均になります。

脳卒中の基礎知識

脳卒中は「卒然（突然）として中（あた）る」、つまり、突然に脳がダメージを受けることを意味します。脳の血管が血栓によって詰まってその先に血液が届かなくなり、脳神経細胞が壊死《えし》するのが脳梗塞、細い血管が破れて出血するのが脳出血、脳の表面と脳を包んでいるくも膜の間の血管が破れて出血するのがくも膜下出血です。

本書では主に脳梗塞について取り上げます。

脳梗塞には、脳動脈などの太い血管に動脈硬化が起こって、**血管の内腔が狭くなったところに血栓が詰まるアテローム血栓性脳梗塞**と、脳の深い部分にある**細い動脈が詰まるラクナ梗塞**、心臓の冠動脈でできた血栓が脳に流れて、**脳の大きな血管を詰まらせる心原性脳塞栓症**の3種類があります。

このほかに一過性脳虚血発作（ＴＩＡ）があります。脳の血管が一時的に悪くなるものの、時間とともに血流が再開するのが特徴です。一過性脳虚血発作も脳卒中と同じ症状が表れますが、それは一時的なもので、短時間（多くは数分間～60分）で治まります。

脳梗塞の種類

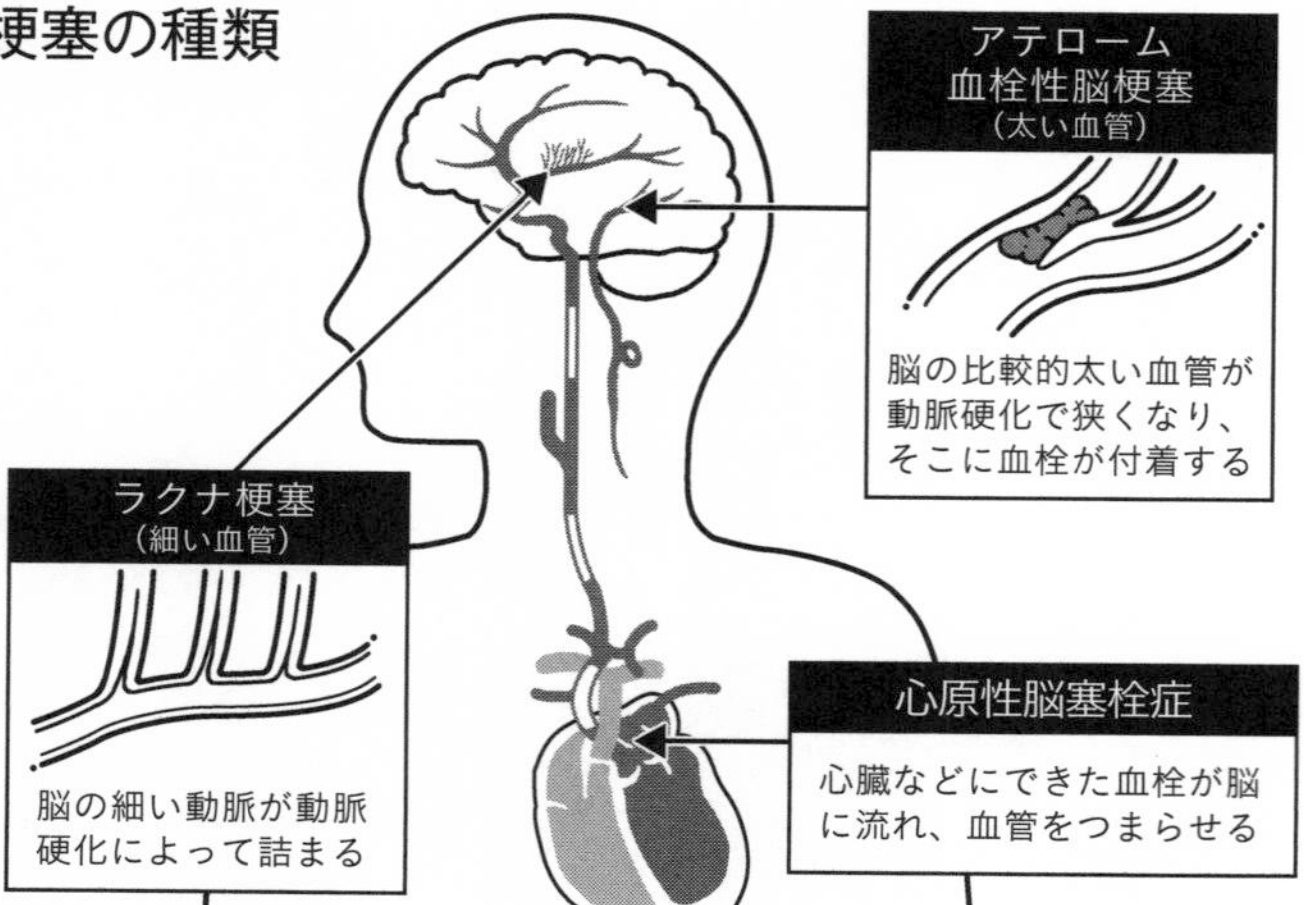

アテローム
血栓性脳梗塞
（太い血管）
脳の比較的太い血管が
動脈硬化で狭くなり、
そこに血栓が付着する
ラクナ梗塞
（細い血管）
脳の細い動脈が動脈
硬化によって詰まる
心原性脳塞栓症
心臓などにできた血栓が脳
に流れ、血管をつまらせる

一時的な症状であることから、「問題ない」と軽く見て、専門医を受診しない人が少なくありませんが、実はこの一過性脳虚血発作は、脳卒中の前触れであることがわかっています。「脳卒中診療ガイドライン（２０１５）」によると、**ＴＩＡを発症した後、90日以内に脳卒中を発症する確率は15〜20％で、そのうち約半数はＴＩＡを発症後48時間以内に発症**しています。

一過性脳虚血発作の症状が表れたら、早めに医療機関を受診することが重要です。

脳卒中のリスクチェックをしよう！

脳卒中のリスクは病気の種類によって変わります。たとえば、脳梗塞のリスクファクターは、高血圧、不整脈、糖尿病、喫煙、肥満、メタボリック・シンドロームです。一方、脳出血やくも膜下出血では高血圧、喫煙がリスクファクターになるほか、飲酒、低栄養も関係するとされています。

ご自身がどれだけ脳卒中にかかるリスクがあるか、次の項目でチェックしてみましょう。

□60歳以上
□たばこを吸っている

□お酒をよく飲む（1日平均で3合以上）
□肥満（BMI[※]25以上）
□運動をしない
□野菜をほとんど食べない
□いびきがすごい、呼吸が止まる
□血圧、血糖、脂質のいずれか、もしくは複数の数値が高い
□不整脈がある
□家族に脳卒中や心臓病を患った人がいる
□片方の手足の動きが悪くなったり、片方の目が見えなくなったりしたことがある
☑の数が多いほど、脳卒中にかかりやすい傾向があります。とくに最後の5つに当てはまる人は脳卒中のリスクがあるので、医療機関を受診してください。FAST（ファスト）チェック（129ページ参照）と併せてチェックしてみましょう。

※ BMI（体格指数）＝体重kg÷（身長m）^{2}

脳卒中の治療と値段は？

脳卒中も多分に漏れず、早期発見、早期治療が大切な病気です。治療が遅れると命に関

わるだけでなく、麻痺《まひ》などによりQOL（生活の質）の低下にもつながりかねません。

早期発見は本人、あるいは周囲の人の気付きが必要です。このようなことから、わが国では**脳梗塞をはじめとする脳卒中を早期に発見する手助けとして、「FAST」というチェックリストが用いられています。**FASTは、Face＝顔、Arm＝腕、Speech＝言葉、Time＝時間の略です。

FASTチェック

Face 顔の麻痺	・顔の片側が下がる。ゆがみがある ・うまく笑顔が作れない ・鏡を見て、口を「いー」としたとき、口角のどちらかが下がっている
Arm 腕の麻痺	・左右どちらかの腕に力が入らない ・しびれがある ・手のひらを上にして腕をまっすぐ伸ばし、両腕を肩の高さまで上げたとき、一方の手が下がってくる
Speech 言葉の障害	・短い文がいつも通りしゃべれない ・言葉が出てこない ・ろれつが回らない ・「らりるれろ」「今日はいい天気です」などが言えない
Time 脳卒中が起きた時間	Face・Arm・Speechのどれか1つでも当てはまったら、発症した時刻を確認して、すぐ救急車を呼び、救急隊員に発症時刻を告げる

また、一般的に脳卒中では次のような症状（131ページ参照）が表れます。脳卒中が疑われる症状が出たら、ただちに救急車を呼びましょう。麻痺などの後遺症がどの程度残るかは、発症から治療開始までの時間にかかっています。

続いて脳卒中の治療ですが、ここでは脳梗塞の例をご紹介します。

発症後4時間半以内なら、血栓を溶かすｒｔ-ＰＡ（遺伝子組み換え組織型プラスミノーゲン・アクチベータ）という薬を点滴投与する血栓溶解療法を行うことができます。これにより血栓が溶けて血流が再開します。

実際、**この治療が受けられた患者の4割は症状がほとんどないくらいまで回復**しています。

一方、発症後4時間半から8時間以内であれば、医療用の細い管（カテーテル）を脳血管の病変部分まで挿入し、血栓を回収する脳血管内治療（脳血栓回収術）が可能です。脳血管の血流を速やかに回復させれば、障害を受けた脳細胞の機能が回復する確率が高まります。

このほかに、薬物療法があります。

同じ脳梗塞でも動脈硬化が原因で起こる場合は、抗血小板薬や抗トロンビン薬を、心房

脳卒中の症状

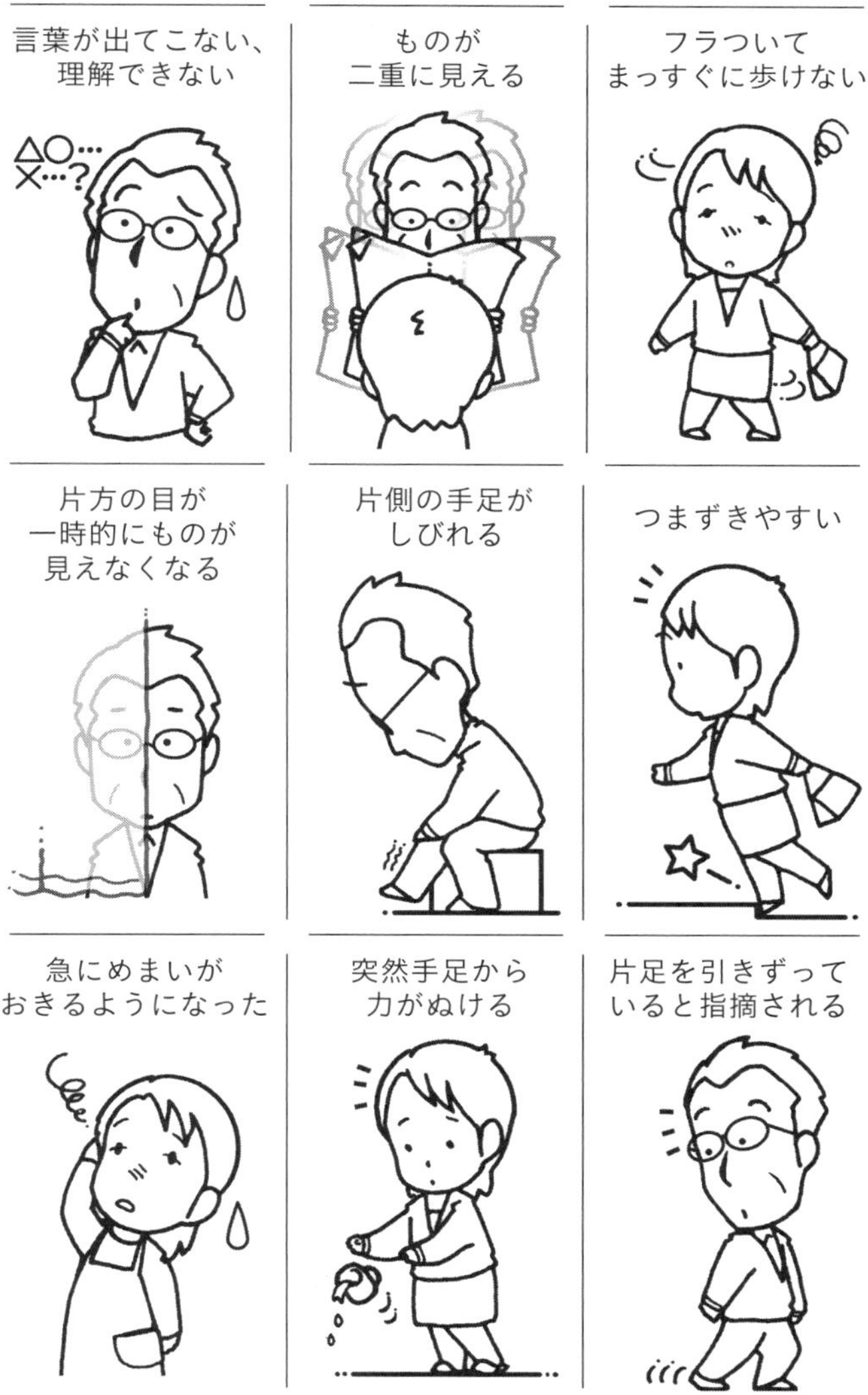
言葉が出てこない、
理解できない
ものが
二重に見える
フラついて
まっすぐに歩けない
片方の目が
一時的にものが
見えなくなる
片側の手足が
しびれる
つまずきやすい
急にめまいが
おきるようになった
突然手足から
力がぬける
片足を引きずって
いると指摘される

細動などの心臓病が原因の場合は、抗凝固薬を早い時期から投与して、症状の進行や再発を防ぎます。併せて梗塞時に発症する脳の浮腫による後遺症を防止するために濃グリセリンを点滴します。

治療後は集中治療室（ＩＣＵ）で数日過ごした後、一般病棟に移ります。一般病棟の入院費は１２２ページ、ＩＣＵの費用については１４４ページをご覧ください。

その後、麻痺などがある場合は、回復期リハビリテーションなどに入院してリハビリを行い、機能回復を目指します。したがって、**脳梗塞の場合、急性期の治療だけでなく、慢**

脳梗塞の治療の例と値段

血栓溶解療法	
	16万円
抗血小板薬 アスピリン（バイアスピリン）	
30日分	**300円**
抗凝固薬 ワルファリンカリウム （ワーファリン）	
30日分	**300～1200円**
脳浮腫改善薬 濃グリセリン果糖注射液 （グリセオール）	
1週～ 2週間	**3150 ～ 1万6240円**

※健康保険が適用されるため、かかる費用は1～3割になります。
※（　）内は製品名です。

性期の治療にもかなり医療費がかかります。
これは他の脳卒中も同様です。

リハビリにかかる値段と入院費

回復期リハビリテーション病棟入院費	
1日	**1万6470 ～ 2万850円**

リハビリテーション料	
1単位20分	**1000～1450円**
1日6 ～ 9単位	**6000～1万3050円**

※脳卒中のリハビリは、まずは入院をして行うことが多いため、入院費や食事代などがリハビリ代に加わります。
※入院日数は180日までとなります。
※薬代は含まれていません。
※早朝リバビリは300円追加されます。
※値段は審査基準によって異なります。健康保険が適用されるため、かかる費用は1 ～ 3割になります。

自費の「脳ドック」を受けるべきか

脳梗塞では脳主幹動脈が動脈硬化などによって狭くなっていても、自覚症状がほとんどありません。一過性脳虚血発作（TIA）が起こらない限り、その予兆を知るのはむずかしいといえます。

そこで、40歳になったら検討したいのが脳ドックです。脳の血管の状態を調べるMRI（核磁気共鳴画像）検査やMRA検査（磁気共鳴血管撮影法）、動脈硬化の進行度がわかる頸動脈超音波（エコー）検査などで、脳梗塞の前兆となる、脳主幹動脈の狭くなっている箇所や血栓の詰まりを見つけます。

脳出血の大多数は何の前触れもなく突然発症するため、脳ドックでも前兆を見つけるのはむずかしいとされています。ですが、MRIで大きな脳出血につながりかねない微小脳出血が見つかることもあります。

くも膜下出血では、その原因となるくも膜にできた血管のコブ（脳動脈瘤）を見つけることができるので、脳ドックは有用です（ただし、発症リスクの少ないコブまで見つけてしまう弊害もあります）。

脳卒中の予防として行う脳ドックは原則、自費になります。費用は決して安くありません。脳卒中を発症した家族がいる人やリスクとなる基礎疾患がある人は、一度主治医に相談して検討してもよいかもしれません。

脳ドックの値段

2万～5万円程度

※自費。ただし企業や自治体によっては助成制度があります。

隠れた出費・思わぬ出費がいっぱい！

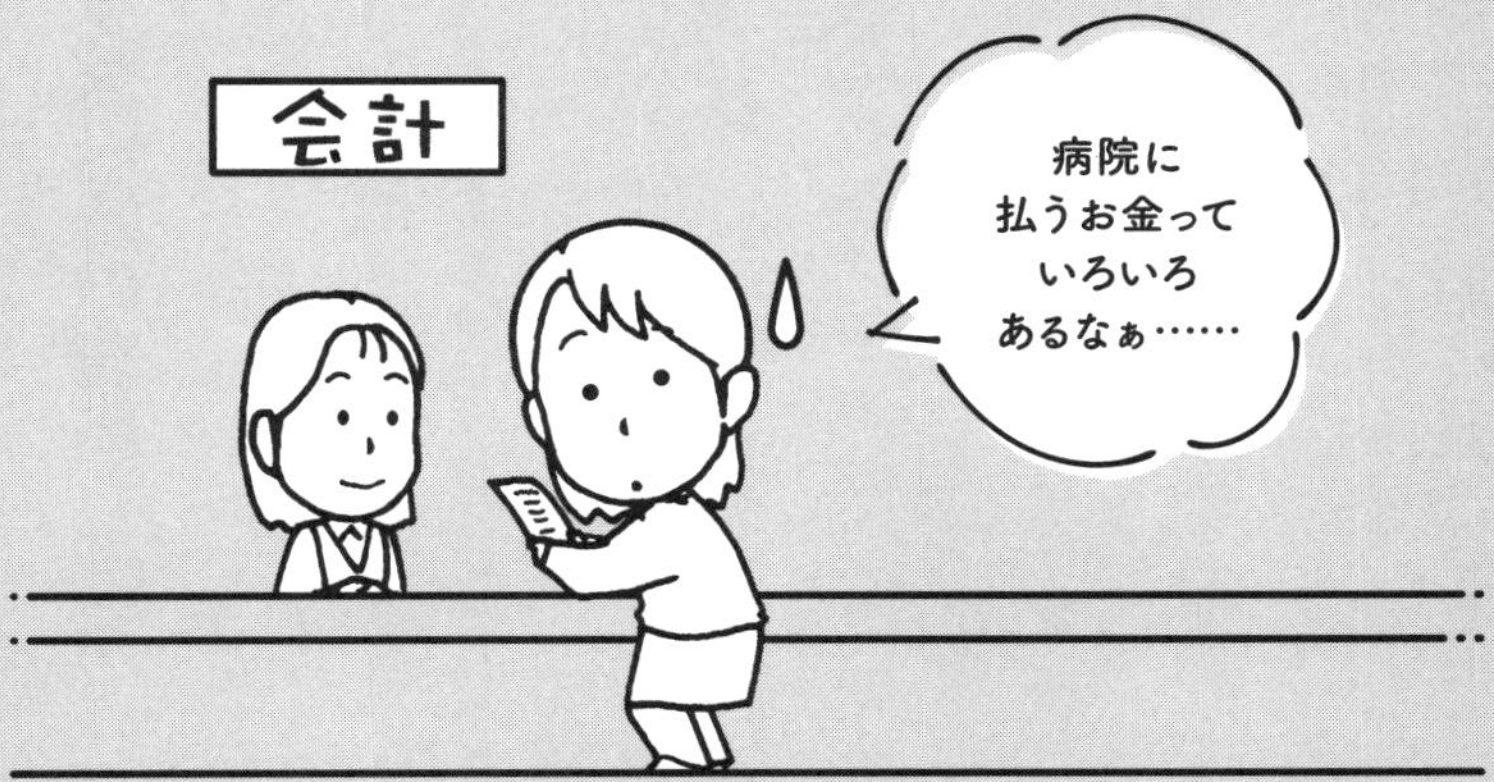

この章で伝えたいこと

病気になったときにかかる費用は、第1章で見てきた薬剤費や手術費だけではありません。入院ともなれば、日々の食事代や差額ベッド代など、さまざまなところにお金がかかります。また仕事を休職する場合などでは、収入減の問題も起こります。

ここでは主に入院にかかる費用と、がんの治療中にかかる医療費以外の費用について解説します。

入院治療でかかる医療費以外の費用とは？

入院するだけで基本料が必要に

入院中は、主に看護師が患者の健康状態を24時間にわたってモニタリングし、体調が悪くなっていないか、治療の効果が表れているかなどをみてくれます。こうした療養の費用に加え、入院をすることでベッド代も必要になりますし、入浴代もかかります。

こうした入院に伴う費用を、入院基本料として患者は支払わなければなりません。

入院基本料は入院1日あたりの基本料金で、点滴など医療的な処置にかかる費用や看護の費用、ベッド代などを含んだものになります（122ページ参照）。ただし病棟の種類によって基本料は変わりますし、これから紹介するような差額ベッド代なども別途必要になります。入院するだけでも、けっこうな支出になります。

それでは、どんな費用がかかってくるか、見ていきましょう。

入院中に使う金額は1日1万円以上！

がんの治療では、手術の傷を小さくしたり、副作用を軽くしたりといった低侵襲化《ていしんしゅう》が進み、以前に比べて患者の体への負担が軽くなっています。その結果、入院期間も短くなり（治療によっては日帰りも）、化学療法は外来でできるようにもなりました。放射線療法も基本的には通院で行われています。

それでもほとんどの手術では入院が必要で、また、化学療法も初回は入院して副作用の出方をみるという医療機関もいまだにあります。がんが進行して自宅での療養がむずかしくなれば、長期的な入院も必要です。

もし入院が必要になった場合、１日あたりどれくらいの費用が必要になるでしょうか。それを示したのが、生命保険文化センターの「生活保障に関する調査（令和元年度）」です。これによると、**入院したときに必要になる１日あたりの自己負担費用は、平均２万３３００円**で、最も多かったのは１万～１万５０００円でした。これには治療費や入院費（入院基本料）だけでなく、差額ベッド代、食事・生活療養費、テレビ代、交通費、衣類や日用品の費用などが含まれていますが、思いのほか、たくさんのお金がかかることがわかります。

入院中の食事代は自己負担！

入院中に別途かかる費用の一つが、食事代です。

1日3回、ベッドまで運ばれてくる食事は基本的に自己負担で、受けた治療の内容や慢性疾患の状態、嚥《えん》下《げ》（飲み込み）の状態などによって、味付けや食材（切り方）、ボリュームは異なりますが、**全国一律で1食あたり460円**になっています。住民税非課税の人など、条件によってはこれより安くなりますが、反対に、嚥下の悪い人や、肝臓病、糖尿病の人は、特別食といって割増料金をとられることがあります。

1食460円ということは、1日あたりにすると1380円、**ひと月あたりでみると、4万1400円（30日の場合）**になります。これは総務省統計局の家計調査（2018年）で公表されている、日本人の単身世帯の月平均（4万円）とほぼ同じです。

1万～1万5000円未満（%）	1万5000～2万円未満（%）	2万～3万円未満（%）	3万～4万円未満（%）	4万円以上（%）	平均（円）
24.2	9.0	12.8	8.7	16.0	2万3300
20.7	8.9	12.6	11.9	17.8	2万6200
25.6	10.9	8.5	7.0	15.5	2万400
27.3	6.1	19.2	7.1	13.1	2万2500

※治療費・食事代・差額ベッド代に加え、交通費（見舞いに来る家族の交通費も含む）や衣類、日用品などを含む。高額療養費制度を利用した場合は利用後の金額。

食事代は医療費には該当しないので、健康保険の1〜3割負担の対象にはなりません。また、のちほど説明する高額療養費制度（172ページ参照）を使うこともできません。したがって、入院時の支払い計画には忘れずに食事代を入れておくことが肝心です。

食事に関しては、こういう考え方もできます。

入院しているときは体調が万全ではないことが多く、そういうときに**健康状態まで考慮した食事が、この値段で提供されるのはありがたいという考え方**です。

また、肝臓病や糖尿病などで食事制限が必要な人にとってみても、自分でカロリーを計算しながら食材を買ったり、料理をしたりする手間を考えれば、1食あたりの食費はそう高いものではないかもしれません。

直近の入院時の1日あたりの自己負担費用

	人数（人）	5000円未満（%）	5000〜7000円未満（%）	7000〜1万円未満（%）
全体	368	10.6	7.6	11.1
1年以内	135	10.4	8.1	9.6
1年超〜3年以内	129	8.5	10.1	14.0
3年超〜5年以内	99	13.1	4.0	10.1

生命保険文化センター「令和元年度 生活保障に関する調査」より

65歳以上では居住費がかかることも！

65歳以上の人が慢性疾患などで長期療養型の病床や病院（医療療養病床）に入院した場合は、**食費に居住費分370円を加えた生活療養費という名目での支払い**となります。

居住費分とは、水道光熱費のことで、「自宅などで療養してもかかる水道光熱費は、負担していただく」というわけです。

65歳で線引きされるのは、介護保険との公平性の面からです。医療療養病棟は、介護保険施設と同様に「住まい」としての機能があるとみなし、介護保険で自己負担となる食費・居住費が、医療保険においても自己負担化されています。

入院時の生活療養費とは？

食事代以外で入院中にかかる費用

入院中は食事だけでなく、さまざまな場面で費用がかかります。

具体的には、差額ベッド代や、テレビや冷蔵庫の使用料、患者の交通費、家族が見舞いに来たときの交通費のほか、入院生活に必要な日用品や衣類（パジャマや下着など）なども、新たに購入するとなれば、それだけお金もかかります。

では、どんな費用がかかってくるのか、細かく見ていきましょう。

差額ベッド代が生じる場合は全額負担

入院する際、あるいは入院費を支払う際に、よく耳にするのが差額ベッド代でしょう。

これは、**希望して個室に入院したり、人数が少ない病室（1~4人部屋）に入室したりしたときにかかる追加費用**のことで、正式には特別療養環境室料といいます。

厚生労働省中央社会保険医療協議会（中医協）の「主な選定療養に係る報告状況」によると、全体の2割強で差額ベッド代が請求されています。これは医療費に含まれないため、費用は健康保険の適用外となり、全額自己負担となります。

医療機関が患者に差額ベッド代を請求するためには、次に示すようにいくつかの条件があります（細かい決まりはないため、医療機関によって若干、条件の範囲が異なります）。

①４床以下の病室

②病室の面積が１人あたり６・４㎡（４畳程度）以上

③ ベッドごとにプライバシーが確保できる設備がある
④ 私物の収納設備、照明器具、小机、イスがある

ちなみに、差額ベッド代の金額についても国による料金設定がなく、医療機関によってまちまちです。下記に示した表は平均の金額を紹介していますが、個室（1人部屋）で1泊数十万円するという医療機関もあるようです。

そうでなくても**個室に1週間入院すると、それだけで5万5000円ほどの新たな出費**が生じます。4人部屋でも1万7000円ほどになります。そう考えると、短期入院であっても、個室、あるいは少人数の部屋を希望すれば、それなりの出費になります。

一方で、個室には個室の利点もあります。たとえば、4人部屋、6人部屋では**同室の患者のいびきや歯ぎしり、咳込む音で眠れない、見舞客の会話が気になるといった問題は、個室に入ることで解決**できます。周囲への音漏れも気にしなくてよいので、イヤフォンをつけない

1日あたりの差額ベッド代

病室の種類	1人部屋	2人部屋	3人部屋	4人部屋
平均	7837円	3119円	2798円	2440円

厚生労働省中央社会保険医療協議会（中医協）「主な選定療養に係る報告状況」より（2017年7月1日現在）

でテレビを視聴することも可能です。

多少の追加料金を払ってでも、個室や少人数の部屋にしたいと希望する患者や家族がいるのは、こういった理由があるからなのです。

もちろん、大部屋にもそれなりの良さはあります。その一つが患者同士でコミュニケーションがとれるという点です。たわいのないおしゃべりや情報交換をすることで、つらい入院期間を乗り越えられることもあるようです。

差額ベッド代が不要なケース

ぜひ知っておきたいのは、**差額ベッド代を支払う必要があるのは、患者自身が希望した場合、あるいは入室に同意した場合に限られる**ということです。

つまり、6人部屋のベッドが満床のためとか、治療上の必要がある（たとえば、感染症でほかの人にうつす恐れがある、など）ためといった、医療機関側の事情や入院患者の病気の状況などで、4人部屋や個室を利用することについてはこの限りではなく、差額ベッド代は発生しません。

このことをわかっていないと、気づかずに退院時に差額ベッド代を支払ってしまうことになるので、事前にしっかり確認しておくようにしましょう。

ICU（集中治療室）に入ったときは？

命に関わるような重い急性疾患を発症した患者や、大きな病気の手術を受けた患者が一時的に入るのが、ICU（集中治療室）です。人工呼吸器や人工心肺といった救命や生命維持のための装置が備え付けられており、専門医や専門の看護師らが24時間体制で患者の状態を管理します。基本的には、家族などは立ち入り禁止です。

当然のことながら、ICUは患者の希望で入るわけではありませんが、**特定入院料として1日あたり14万円弱（7日間以内）～12万円強（8日～14日以内）**かかります。これは一般的な入院の10

差額ベッド代を求められないケース

1 患者側に同意書による同意の確認を行っていない場合（同意書に室料の記載がない、患者の署名がないなど、内容が不十分である場合を含む）
2 治療上の必要により差額ベッド室に入院した場合（救急患者など病状が重篤なため安静を必要とする例、免疫力が低下し、感染症に罹患するおそれのある例、集中治療が必要な例、身体的・精神的苦痛を緩和する必要のある終末期など）
3 病棟管理の必要性などから差額ベッド室に入院させ、実質的に患者の選択によらない場合（MRSAなどへの感染のため院内感染を防止するため入院させる例）

倍ぐらいの金額になります。手厚い医療を受けるためには、これくらいコストがかかるということです。

特定入院料は健康保険の適用となるため、患者負担は1～3割ですみます。また、高額療養費（172ページ参照）の給付の対象にもなっているので、実際の支払いは限度額までになります。

テレビの利用料は？

スマートフォンが普及した今も、入院生活にはテレビが欠かせないという人も多いと思います。最近の医療機関には**ベッドごとにテレビが設置されていて、利用料を支払えば簡単に見ることができます。**

支払い方法には、日額とテレビカード方式があります。また、差額ベッドの部屋はテレビの利用料が差額室料に含まれる場合が多くあります。

日額方式、テレビカード方式のいずれも、特徴や注意点があります。知らないで選ぶと思わぬ出費となりますので気を付けましょう。

まず、日額方式ですが、申し込んだ後は視聴してもしなくても料金が発生します。ずっとテレビをつけている、見たいテレビ番組が多いという人には向いている方式です。

一方、カード方式の場合は、テレビをつけっぱなしにしているとどんどん加算されていきます。見る番組が決まっている人や、読書などテレビの視聴以外に空き時間を使える人は、こちらのほうがよいでしょう。

なお、個室でない病室にいる場合は、テレビの視聴にはイヤフォン（コード付きのもの）が必要です。自宅にあればそれを利用するのがお得です。

最近は、無線通信のＷｉ－Ｆｉが設置されている医療機関が増えています。その場合は、そのＷｉ－Ｆｉを利用してスマートフォンでテレビを見ることもできます。医療機関が設定したＷｉ－ＦｉのＩＤとパスワードを入れる必要があるので、入院時に受付などで聞いてみるといいでしょう。

テレビ視聴の例と値段

利用料の例

日額方式	1日	**300〜400円**
テレビカード方式 （約16時間40分利用可能）	1枚	**1000円**

ある病院の利用料の例

個室使用・差額室料に含む	
4人部屋使用	**6600円**

※1カ月入院し、テレビを利用した場合。

入院生活に必要な費用は？

入院生活では、パジャマなどの病衣やカーディガン、着替えの下着などの衣類、履きもの、タオル、歯ブラシ、コップなどの生活用品、歯磨き粉、ティッシュペーパー、ウェットティッシュ、洗顔石けん、ボディソープ、シャンプー、リンスなどの消耗品が必要になります。

こうした日用品は、家にあるものを使えるのであれば新たな出費にはなりませんし、そうでなくても１００円ショップなどで揃えれば、コストを抑えることができます。

しかし最近は、**感染症防止の観点から、医療機関で入院セットとして販売しているものや、指定したものを使うよう指示されることもあり、その場合は割高**になります。病衣はレンタルが

入院時に必要なもの

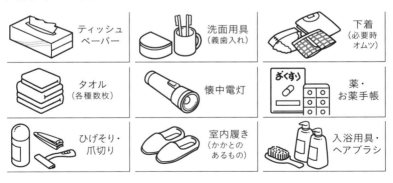

病衣とタオルのレンタル値段例　1日 **400〜500円程度**

できるところもありますが、もちろんレンタル料がかかります（1日あたり数百円程度）。

さらに、水やお茶などの飲み物も病院から提供されませんので、基本的には患者側が自分で用意しなければなりません。こうした飲料代もかかってきます。

衣類の洗濯は、都度、家族が持ち帰って洗えるようであれば特に費用はかかりませんが、施設内のコインランドリーを使う場合は洗濯代がかかってきます。

お見舞いをいただいた方には快気祝いを

入院中にお見舞いに来てくれた友人や知人、親族に、退院後に改めてお礼を送る慣習があります。やはりそういうときは、病気のときに気にかけてくれた方へのありがとうの気持ちを込めたいものです。

一般的に、完治した場合は「快気祝い」を、療養が続く場合は「御見舞御礼」として送ります。

病気の内容や回復の状況などによって変わってきますが、お返しの時期は退院から10日以内が望ましいとされています。**快気祝いや御見舞御礼の金額は、見舞いの品の半額から3分の1、手作りの品には2000～5000円が相場**となっています。送り忘れることのないよう、お見舞いに来てくれた人のリストと見舞い品は、メモしておくようにしましょう。

またこのときにかかる費用も、事前に見積もっておくようにしましょう。

贈るものとしては、菓子（クッキーなど）や石けん、タオルなどの消耗品がよいようです。カタログギフトを贈るという方法もあります。

商品券は、現金と同じような扱いにみられる場合があるので、あまりおすすめできません。できれば寝具類も避けましょう。シーツやパジャマは病気が残ることを連想させてし

コインランドリーの値段例

洗濯	
1回	200円

乾燥	
30分	100円
※1回利用すれば、400～500円	

※洗剤や柔軟剤などは料金に含まれません。

お見舞いお返し品の例と値段

品目	値段
紅茶	1500円
クッキーや石けん	3000円
タオル	4000～5000円

※オンラインストアや百貨店の快気祝い用のギフトで多い価格帯。

まい適しません。

花を贈る人もいるようですが、鉢が後に残りますし、「根付く」という連想をすることもありますので、避けたほうがいいでしょう。

プリザーブドフラワーもお見舞いにはいいかもしれませんが、鉢同様、後に残ってしまいますので、快気祝いや御見舞御礼では利用しないようです。フラワーアレンジメントや花束などは残らないのでいいでしょう。生花は花粉などにアレルギーがある人もいるので、慎重に選んでください。

何よりお見舞いのお返しを送る上で一番大切なのは、「元気になりました」「心配してくれてありがとう」という気持ちを伝えることです。

〝おひとりさま〟は入院がむずかしい？身元保証人がいないと拒まれることも

今の日本では入院する際に医療機関から身元保証人を求められます。これは金銭的な債務保証や、亡くなったときの身柄の引き取りなどを保証するためのものです。法律で定められているわけではないので本来なら不要ですが、昨今、医療費の未払いなどが問題になる中、ほとんどの医療機関で身元保証人を求めてくるといってもいいでしょう（まれに入院前に少し多めの保証金を入れれば、身元保証人を不要とする医療機関もあります）。

この身元保証人は通常、家族や兄弟、親族がなることが多いですが、おとりさまですでに家族や親族が他界している人、あるいは家族と疎遠な人もいると思います。その場合、身元保証などを請け負う団体のサービスを利用するのも一つの案です。価格やサービス内容、契約形態が団体によって異なるので、いくつかの団体の条件を比較して決めることをおすすめします。

もう一つ、身元保証人として友人や知人に頼る方法もあります。ただし、その人の身元を保証するということは、それだけの責任も伴います。信頼関係が厚く、お互いの財布事情がわかり合っているぐらいの付き合いでないとむずかしいかもしれません。

なお、国は、成年後見人や行政との連携を強化して対応するように求めています。気になる人はお住まいの自治体の窓口で相談するとよいでしょう。

がん治療を乗り越えるための費用とは？

がんとともに生きる時代に

検査や治療の進歩のおかげで、実に多くのがんで早期発見・早期治療が可能になり、がんとともに生きる人たち、いわゆるがんサバイバーが増えてきました。

そうであっても、闘病中は治療によるさまざま苦痛や困難を乗り越えなければならず、また、そういう負担を軽減するためのケアや道具の購入には、お金もかかります。

しかも、こうしたケアや道具にかかる費用の中には、健康保険や医療費控除（192ページ参照）などが使えないものもあり、この分は自己負担分として支払わなければなりません。

では、どれくらいの費用が必要になるでしょうか。

がん治療でのウィッグの値段は？

がん治療では、抗がん剤や分子標的薬などを用いる化学療法が治療の柱の一つになっています。手術や放射線療法などの局所療法と違って、全身のがん細胞に作用させることができるため、進行がんや血液のがんの治療ではとても重要な意味を持ちます。

しかし、パクリタキセルやドキソルビシンなど、**抗がん剤の中には副作用の一つとして脱毛が生じるものが少なくありません**。毛根の細胞は代謝の周期が早いため、毒性をもって細胞を叩くという抗がん剤の影響を受けやすいのです。

一気にバサッと抜ける、まつげや眉毛まで抜けるというのが、抗がん剤の副作用で生じる脱毛の特徴です。

また、抗がん剤だけでなく放射線療法でも、放射線が当たる場所で脱毛が起こります。

もちろん、脱毛したからといって永遠に髪が生えてこないわけではありません。一般的には、治療が終わって3～6カ月後、早い人は2カ月後ぐらいから髪が生え始めます。

それでも、髪は1カ月に1㎝ほどしか伸びませんから、バッサリと抜けた髪が治療前の長さに戻るまでは、それなりの時間がかかります。

この間の脱毛対策としては、ウィッグ（かつら）や帽子を利用するなど、いくつかの手段が考えられます。残りの髪も剃ってスキンヘッドにするという選択肢も、人によってはあるかもしれません。

ウィッグの場合、フィッティングや制作に時間がかかるものもあるので、いずれを選択するにしても、髪が再び落ち着くまでの間、どのように対処するかを考えておくことは大切です。

医療用ウィッグは医療費控除の対象外！

脱毛に関して多くのがん患者が希望するのが、ウィッグの使用です。女性患者が使うというイメージが強いですが、仕事への影響などを考えて、最近では男性患者でもがん治療の脱毛対策として、ウィッグを利用するようになってきました。

日本家政学会誌「がん治療の脱毛時に使用するウィッグに関する研究—購入実態と使用評価の観点から—」によると、**がん患者がウィッグを購入する費用は、平均で12万円**です。**購入者が多い価格帯は10万円以下と21万円以上**に分かれています。

抗がん剤による脱毛は、頭でわかっていても、実際にその状態を体験したときの精神的なダメージはとても大きいといいます。さらにその費用が高額となると、患者にとってはダブルの負担となります。治療に専念するためにも、脱毛が予想される治療を受ける場合は、あらかじめ用意しておきたいお金です。

がん治療で生じる脱毛には、医療用ウィッグを用います。医療用ウィッグと一口に言っても、個人に合わせて作るオーダー品から、レンタル品までさまざまなものがあります。**購入に不安がある人は、一時的なものと割り切って借りるという手も。**レンタルの医療用ウィッグを扱っているメーカーや販売店に問い合わせてみましょう。

おしゃれ用ウィッグは、髪のボリュームを増やすために用いられますが、医療用ウィッグはこうしたおしゃれ用ウィッグとは違い、髪のほとんどない頭皮に直接、装着します。

そこで選ぶ際に大事なのは、実際にフィッティングすることです。着け心地がよいか（通気性がよいか、痛くないか）、ずれにくいか、自然な感じで自分に似合っているか（以前の髪形に似ているなど）といったことをチェックします。また、購入後のアフターケアが充実しているところのほうが安心です。

注意したいのは費用です。**医療用という名前が付いていますが、健康**

ウィッグの値段例

2000円台～30万円台 **レンタル 250円～ /1日** ※材質などによって価格が異なります。医療割引として、この値段から2割引きになる場合があります。	
A社	**3万円台～30万円台**
B社	**2000円台～10万円台**
C社	**2000円台～9000円台**
D社	**1万円台～6万円台**
E社	**30万円台**
F社	**250円/1日**（レンタル料）

保険の適用にはなっていません。日本は皆保険で、平等に医療が受けられるという発想の保険です。病気の生死に関わるところは保険で補いますが、なくても生死に関わらないところには対応していないのです。

医療費控除（192ページ参照）も対象外です。ただし、医療用ウィッグを扱うメーカーの中には、割引制度（2割引きのところが多いようです）などを設けているところもありますし、自治体でも費用を助成してくれるところがあるので、問い合わせてみるとよいでしょう。

もちろん、市販のおしゃれ用ウィッグではダメということはありません。最近では、こうしたウィッグを使い分けて、おしゃれとして楽しむ人もいます。

続いて、ウィッグのお手入れについて。

基本的には自宅でもできますが、購入先に依頼することも可能です。**専門店に任せることで仕上がりはよくなりますが、1回あたり3000〜5000円**はかかります。また、メーカーに送って戻ってくるまで時間がかかることもあるので、事前に確認しておきましょう。

乳がん手術後の専用ブラジャーとは？

乳がんの手術をした場合は、乳房再建をした・しないにかかわらず、専用ブラジャーが必要になります。使用するブラジャーは、手術直後、術後数カ月経って傷の痛みや腫れが治まってきた時期、放射線療法中など、時期や状況によって異なります。

手術直後につけるブラジャーは、刺激や摩擦などから傷口を守る役割をしてくれます。素材が柔らかく、前開きのものが多いようです。

社会復帰を考えるようになると気になるのが、治療した側の胸の状態です。左右対称でないことが周りに気付かれてしまうことを不安に思う人もいるでしょう。

とくに薄着になる夏は、冬のように厚手の衣類やコートなどで隠せません。そういう人のために、今はシリコン性のパッドなどを入れられるブラジャーも多く出ています。

放射線療法を受けている間は皮膚が弱くなり、少しの

乳がん手術直後用ブラジャーの値段例

手術直後用
3000～5000円程度
※前開きでソフトなタイプ。

術後の経過が落ち着いた時期用
4000～1万円程度
※ノンワイヤー、ワイヤーありの両タイプあり。

刺激でも傷つきやすくなります。そのため、素材が柔らかく、ブラジャーがずれないように保持力があるものや、照射後のヒリヒリ感を軽減する冷感パッドが入れられるものなどがあります。

価格は一般的なブラジャーとあまり変わりませんが、洗い替えのため複数用意しなければならないことを考えると、予算に入れておいたほうがよいかもしれません。

術後のリンパ浮腫のケアには?

リンパ浮腫とは、何らかの理由でリンパ節が傷ついてリンパ液の流れが悪くなり、手や足にむくみが出る状態をいいます。原因の中で最も多いのが、乳がんや子宮頸がん、子宮体がん、卵巣がん、前立腺がんの手術や放射線療法の後に起こる続発性リンパ浮腫です。これは治療によってリンパ節を切除したり、傷つけてしまったりすることで生じます。

リンパ浮腫に対しては、圧迫療法（専用の包帯やストッキングなどを使って足に圧を加え、むくみを抑える）や、リンパドレナージ（手を使って溜まったリンパ液の排出を促す）などが医療機関で行われています。

2008年から、**圧迫療法のための医療用ストッキングや包帯などが療養費として給付**

を受けることができるようになり、２０１６年からは**圧迫療法やドレナージ、圧迫療法を併用した運動療法なども保険適用**となりました。

リンパ浮腫に対するケアは医療機関でも行われますが、患者の毎日のセルフケアも大切です。自己流はかえってリンパ浮腫を悪化させてしまうことがあるので、リンパ浮腫に詳しい医師や看護師から包帯の巻き方や、ストッキングのはき方、またリンパドレナージの方法を聞き、ご自宅でも実践するようにしましょう。

また、体重を落とすことも、リンパ浮腫の悪化予防には効果的だといわれています。

リンパ浮腫は慢性化しやすく、治りにくい合併症の一つです。適切なセルフケアを続けながら上手に付き合っていく気持ちが大切です。

治療中は収入減・新たな出費も！

収入減はどのくらいか？

がんの治療でかかるお金というと、治療費や今まで見てきた入院にかかる費用のことを中心に考えてしまいがちです。もちろんそういった治療にかかるお金を用意することも大事ですが、仕事を休職、退職するなどして生じた収入減による問題も、併せて考えなければなりません。

国立がん研究センターの「がんと就労白書（2017-2018）」では、531人に意識調査を実施しています。それによると、調査に答えた90％以上の人が「職場に何らかの取り組みがある」と回答しているものの、その多くはがん検診の受診制度など、がんを早期に発見するものでした。

がんにかかったときに利用できる支援制度があると答えた割合は約30％にすぎず、支援制度があるか知らないと答えた人もわずかながらいました。

このように、がんと共存する社会が求められている昨今でも、実際のところ、必ずしも企業ががん治療に理解を示しているわけではないことがわかります。このため、入院や通院のために仕事を一時的に休職する、あるいは退職するといった選択肢をとらざるを得ない人たちがいるのです。

さらに非正規雇用や自営業の人、パート・アルバイトをしている人であれば、なおさら状況は深刻です。今までのように仕事を継続することがむずかしくなる一方で、補償がない（薄い）ため、がん治療による収入減の影響は、ダイレクトに表れると考えられます。

では、いったいどれくらい収入が減るのでしょうか。

生命保険文化センター「生活保障に関する調査(令和元年度)」によると、**入院した人の21・6%が収入が減った**と答えています。**入院1日あたりの減収額は平均で1万9500円、最も多かったのは1日あたり1万~1万5000円未満の減収で、31・4%**でした。

新たにかかる生活費とは?

病気の治療によるお金の問題は、収入がある人の収入減だけにとどまりません。

たとえば、日々の家事を担っていたり、育児や介護をしていたりする人ががんを患って入院や通院治療が必要になれば、今までできていた家事、育児、介護ができなくなる、あるいは制限されてしまいます。そのような場合、これらを何らかの形で代替しなければなりません。

協力してくれる家族がいればいいのですが、そうでなければ、食事一つとっても外食をしたり、スーパーなどで惣菜を買って食べたりしなければなりません。洗濯や掃除であれば、クリーニングや家事代行サービスに依頼しなければならないことも出てくるでしょう。

小さいお子さんや要介護者がいる場合は、一時的に子どもを見てくれる施設やベビーシッター、要介護者であれば介護サービスを新たに依頼、追加したりする必要があり、こうしたところでも出費は増えます。では、具体的に見ていきましょう。

①家事

家事代行サービスの値段の例を示しました。金額は家事の内容やスタッフの数などによっても違いますので、複数の業者から見積もりを取るなどして、事前に比較検討したほうがいいでしょう。

②育児

育児については、配偶者だけでなく両親にもお願いできるのがベストですが、両親が遠距離だったり、高齢だったりした場合、面倒を見てもらうのはむずかしくなります。このようなときは、一時保育（一時預かり）や、ファミリーサポート（子育て支援を望む人と子育て支援をしたい人が会員となって助け合う事業）、ベビーシッターなどの力を借りる必要があります。

一時保育は保育園や認定こども園で実施しています。どの園が受け入れているかについては、自治体のホームページなどで公表していることが多いので、チェックしてみるとよいでしょう。**料金は園によって異なりますが、8時間2000～5000円が相場で、別**

途おやつ代などの経費がかかることもあります。預けるお子さんの年齢によっても条件が違ってきますので、事前に確認しておきましょう。

ベビーシッターの基本料金は、1時間1000〜4000円のようです。ただし、会員になって入会金や会費を支払う登録制を設けている事業所（会社）が多く、こちらも確認が必要です。

③介護

家事代行サービスの値段例

	1時間あたり最低料金
A社	2538円
B社	2時間あたり最低料金 4795円
C社	7965円
D社	3240円

シルバー人材センターの値段例

1時間あたり最低料金
（東京都港区の例）

1160円

※平均1時間2000 〜 3000円程度。
※週2日、1回2時間依頼すると、交通費（仮に1回往復1000円とする）を加えて1週間1万〜 1万4000円程度。

続いて介護について見ていきましょう。介護保険を使った介護サービスは、原則、要介護認定を受けた人でないと申し込めません。

両親、あるいは配偶者がすでに要介護認定を受けていて、ケアプランをもとに介護サービスを利用している場合は、**担当のケアマネジャーに自身の入院や通院治療について伝え、それを加味したケアプランに見直してもらう**とよいでしょう。

このほか全額自費になりますが、介護保険外の介護サービスもあります。これもサービス内容や時間などによって料金が異なりますので、こうしたサービスを実施している事業所などに問い合わせてください。

以上のように、がんや病気になったときに必要になるお金は、治療費や入院費にとどまりません。また、患者さんの暮らし方や、家族の形態、仕事の種類などによっても大きく違ってきます。今の自分と10年、20年後の自分とでも異なります。

もしものときに備えて、がんや病気にかかった場合、どれくらいの費用を用意しておいたらいいのか、事前に見積もっておくことは、未来の自分への保障として必要かもしれません。

これで安心。保険の賢い活用法!

公的医療保険
＋
民間医療保険を使いこなそう!

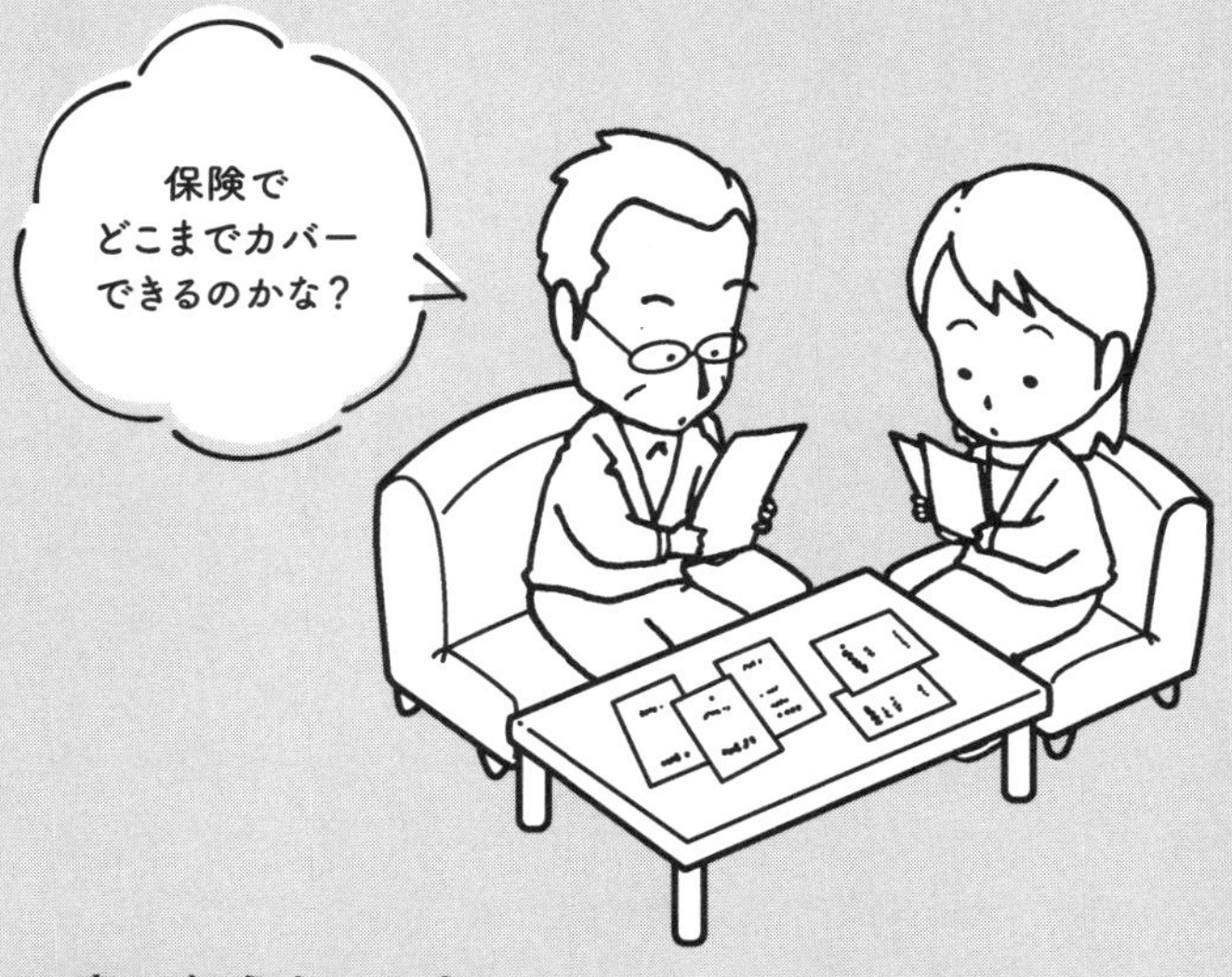

この章で伝えたいこと

入院や治療には多くのお金がかかることを知って、不安になった人も多いかもしれません。しかし、安心してください。日本には世界屈指の手厚い保険制度があります。この章では高額療養費を含め、公的な医療保険制度を紹介していきます。また、民間の医療保険の上手な活用法も確認しておきましょう。

日本には手厚い制度がある！

第1章でがんなどの病気の治療にどのくらいお金がかかるかを紹介してきました。また第2章では、入院をすると治療費以外にも多くのお金がかかることをお話ししました。

確かに、がんなど大きな病気の治療にかかるお金は決して安くはありません。最新の医療機器を用いた手術を受けたり、承認されて間もない新薬を使ったりすれば、なおのこと手術費、薬剤費が高額になります。治療が長引けば、さらにその負担は大きくなります。

しかし、安心してください。**日本には国民皆保険制度があり、保険診療で行える治療は、かかった費用の3割負担**ですんでいます（人によっては1～2割負担もあり）。

さらにこういった治療を受ける患者にとってメリットが大きいのは、高額な治療費をサポートしてくれる公的な制度やサービスが用意されていることです。これらを利用することで、お金に関する負担を軽減させていくことができます。

では、具体的にどんな制度があるのか、どう活用すればよいのか見ていきましょう。

①どんな公的な制度がある？

公的な制度の代表的なものが、高額療養費制度です。耳にしたことがある人もいるのではないでしょうか。

詳細はsection1で紹介しますが、**これは同じ月に支払った治療費などの自己負担分が一定の額を超えたときに、その一部を超過金として払い戻してもらえる制度**です。

対象となるのは健康保険が適用されている治療になりますが、これによって薬価の高い薬剤（がんでは分子標的薬や免疫チェックポイント阻害薬など）を用いた薬物療法や、高額な手術を本来の費用より割り引かれた一定の額で受けることができます。

②民間の医療保険には？

自分が大きな病気にかかったときに、お金のことを心配しないで治療を受けたいと、民間の医療保険やがん保険に入っている人も多いでしょう。生命保険文化センター「生命保険に関する全国実態調査（平成30年度）」によると、**一般的な医療保険の世帯加入率は88・5%**にのぼります。

医療保険とは、病気やケガなどで手術を受けたり、入院したりしたときに給付金を受けられる保険のことをいいます。

三大疾病（がん・心筋梗塞・脳卒中）に特化したものや、乳がんや子宮がん、子宮筋腫など女性特有の病気を扱うものなど、その種類はさまざまです。また特約というオプションを別途付けることで、特定の治療に対する保障を手厚くすることもできます。

保険の営業マンや外交員にすすめられるまま加入し、そのまま放置している人もいると思います。しかし、昔に加入した医療保険の中には、保障の内容が現在の医療と一致しない場合もあります。とくにがん治療は日進月歩です。加入する医療保険が今の医療に合っているかどうか、section2を参考にしっかり確認しましょう。

section 1

公的医療保険を有効活用しよう

日本の制度は意外と手厚い

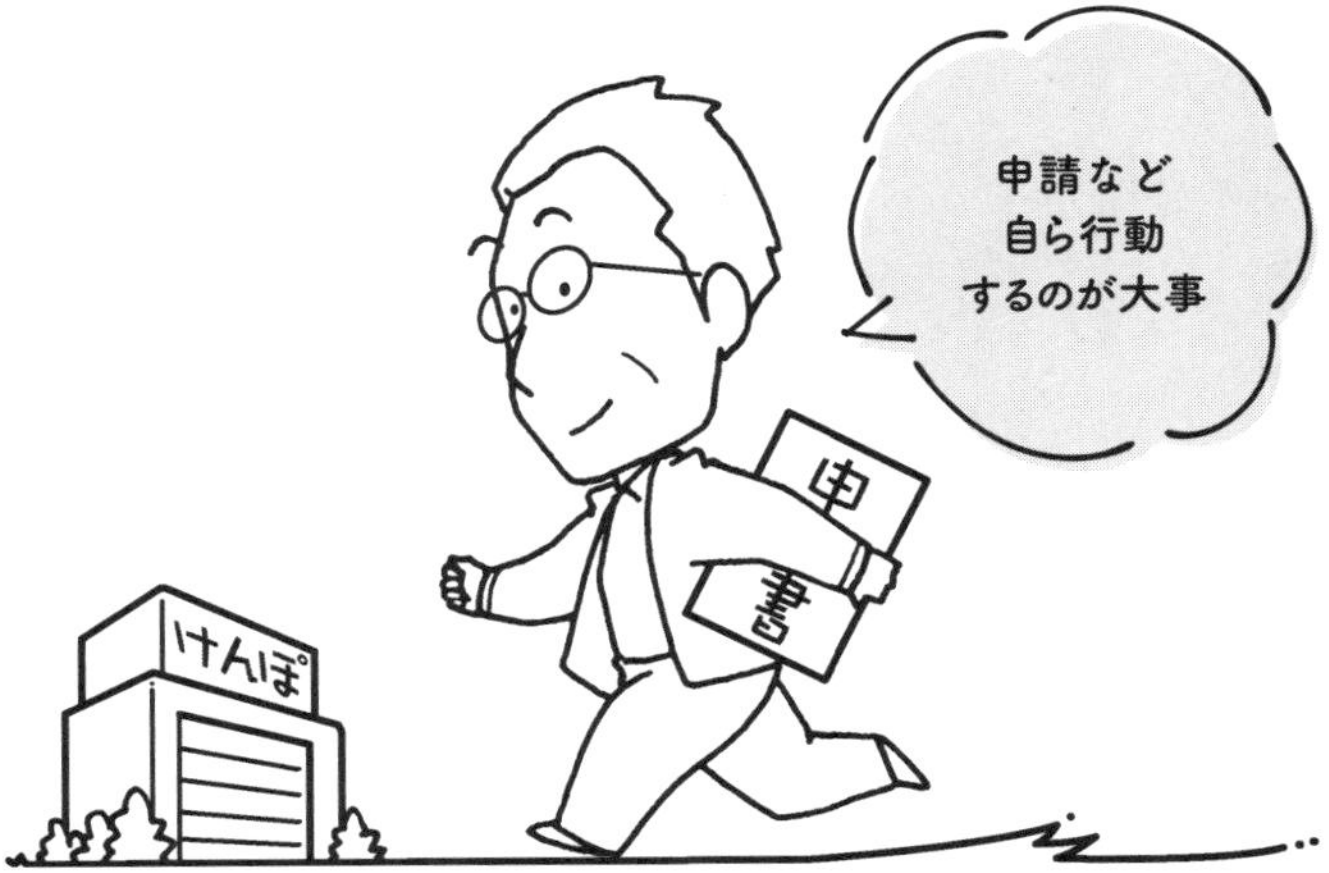

わが国では、すべての国民が国内であればどこでも同じ医療を同じ医療費で受けられます（国民皆保険制度）。公的な医療保険には、主に自治体が運営する国民健康保険と、会社員と扶養家族が加入する健康保険などがあります。また、75歳からは後期高齢者医療制度に入ります。
ここでは、これら制度の仕組みと活用の仕方について見ていきます。

わが国の公的医療制度について

そもそも医療保険とは？

私たちが病気やケガで治療を受けたとき、医療機関で健康保険証を提示すると、実際にかかった治療費の3割（条件によっては1〜2割のことも）の支払いですみます。これは国が医療保険という仕組みを設けているためです。

医療保険には、会社員やその家族が加入する健康保険のほか、船員が加入する船員保険、公務員や私立学校の教職員が加入する共済組合の保険、主に自営業者が加入する国民健康保険などがあります。国民であればこれらのいずれかの医療保険に加入することが可能で、これを国民皆保険といいます。

公的な医療保険の良いところは、支払いが一部負担ですむという点だけではありません。加入する保険によっても多少異なりますが、**さまざまな給付が受けられるというのも、大きなメリットです。**

たとえば、健康保険には含まれていますが、国民健康保険には含まれていない給付の代表的なものが、公的休業補償である傷病手当金です。

これは、通勤時を含む仕事中のケガなど、労災の対象となるものを除いた病気やケガに対して支払われる給付金です。がんなどの大きな病気はもちろん、インフルエンザなどの感染症でも連続して3日間休めば、4日目以降の休みに対して支給されます。

まず、医療費の自己負担割合を以下に示しました。**多くの人が原則3割負担ですが、一部、1割負担ですむ人がいます。**

70歳以上では、負担割合が1~3割に分かれます。70代の夫婦世帯で夫婦の一人に現役並みの収入があれば、夫婦二人とも3割負担になります。この自己負担割合については現在、政府が見直しを検討しています。年収が一定以上の75歳以上の自己負担が2割に上が

医療費の自己負担割合

年齢	自己負担割合
未就学児	2割（自治体によって異なります）
6～69歳	3割
70～74歳	2割
	3割（現役並みの所得がある人）※
75歳以上（後期高齢者）	1割
	3割（現役並みの所得がある人）※

※健康保険の場合は標準月額報酬（交通費・残業代も含むおおよその給与額）が28万円以上、または一人暮らしで年収383万円以上、二人暮らしで年収520万円以上。国民健康保険の場合は住民税の課税標準額（控除等を除いた金額）が145万円以上。

るというもので、今後の動向に注意が必要です。

高額療養費は必ず申請しよう!

高額療養費制度とは?

高額療養費制度とは、その人の収入や年齢などに応じて**ひと月に支払う医療費の限度額が決められ、それ以上の医療費を支払った場合に、それぞれが加入する公的健康保険から給付を受けられる制度**です。医療費が家計を圧迫しないよう配慮したもので、どの公的医療保険にも備わっています。

高額療養費制度の計算や自己負担限度額は収入や年齢によって異なります。一覧表にまとめましたので、ご確認ください。

なお、この高額療養費制度は、歯科にかかったときの費用や、医療機関で処方された薬を薬局で購入した代金も加えることができますが、**自由診療で支払った医療費や、保険診療での入院中の食事や居住費、差額ベッド代、先進医療にかかる費用(診察、検査、投薬、注射、入院料などは保険適用)、食事代などは対象となりません**ので、ご注意ください。

70歳未満の自己負担限度額

区分	ひと月の 自己負担限度額 （世帯ごと3回目まで）	多数回該当 （4回目以降）
年収約1160万円以上 健保：標準報酬月額(標報) 83万円以上 国保：旧ただし書き所得 901万円超	25万2600円＋ 〔医療費－84万2000円〕 ×1％	14万100円
年収約770万～1160万円 健保：標報53万～79万円 国保：旧ただし書き所得 600万～901万円	16万7400円＋ 〔医療費－55万8000円〕 ×1％	9万3000円
年収約370万～770万円 健保：標報28万～50万円 国保：旧ただし書き所得 210万～600万円	8万100円＋ 〔医療費－26万7000円〕 ×1％	4万4400円
年収約370万円以下 健保：標報26万円以下 国保：旧ただし書き所得 210万円以下	5万7600円	4万4400円
住民税非課税	3万5400円	2万4600円

※健康保険によっては、独自の「付加給付」でより低い限度額を設定している場合もあります。
※医療費は、保険適用される医療費の総額(10割)。保険適用外の食事・生活療養費、差額ベッド代、先進医療にかかる費用は含みません。

全国健康保険協会(協会けんぽ)および東京都国民健康保険団体連合会ウェブサイトより

70歳以上の自己負担限度額

区分	1カ月の限度額（入院＋外来、世帯ごと）		多数回該当（4回目以降）
	外来（個人ごと）		
現役並み			
年収約1160万円以上 健保：標準報酬月額（標報）83万円以上 国保：課税所得690万円以上	25万2600円＋〔医療費－84万2000円〕×1％		14万100円
年収約770万～1160万円 健保：標報53万～79万円 国保：課税所得380万円以上	16万7400円＋〔医療費－55万8000円〕×1％		9万3000円
年収約370万～770万円 健保：標報28万～50万円 国保：課税所得145万円以上	8万100円＋〔医療費－26万7000円〕×1％		4万4400円
一般			
年収156万～約370万円 健保：標報26万円以下 国保：課税所得145万円未満など	1万8000円〔年間14万4000円〕	5万7600円	4万4400円
住民税非課税等			
住民税非課税世帯	8000円	2万4600円	－
住民税非課税世帯〔年金収入80万円以下など〕		1万5000円	－

厚生労働省保険局「高額療養費制度を利用される皆さまへ」ウェブサイトより

いくら給付が受けられるか、年齢50歳・年収700万円のAさんがひと月（月初めから月末まで）に100万円の治療を受けたときの事例で考えてみましょう。

この場合、高額療養費制度を利用しないとAさんが支払う費用は3割負担の30万円となりますが、制度を使うとどうなるでしょうか。

Aさんの所得による自己負担の限度額は、8万100円です。それに医療費（100万円）からあらかじめ決められている26万7000円を引いた金額（73万3000円）の1％にあたる7330円を足した金額、つまり8万7430円の負担でよいことになります。

Aさんは先に医療機関に30万円支払っていますので、後日、高額療養費として21万2570円が払い戻されます。

Aさんの事例
（50歳・年収700万円）

医療費
100万円

窓口負担
30万円（100万円×3割）

高額療養費制度による自己負担限度額
8万7430円 （8万100円＋7330円※）

※100万円－26万7000円の1％。
※高額療養費として払い戻される額
　21万2570円（30万円－8万7430円）。

家族の医療費を合算してもOK！

高額療養費制度では、1人、あるいは1回分の窓口負担では限度額に達していなくても、**複数回の受診や、同じ医療保険に加入している家族がそれぞれ窓口で支払った医療費（70歳未満は2万1000円以上の自己負担分に限る）の合算が高額になった場合でも、制度を利用することが可能**です。

次の例で見てみましょう。

年金暮らしの70代のBさん夫婦です。ある月にかかった夫婦の医療費の自己負担額が合計で7万3000円でした。標準報酬月額が26万円以下では自己負担限度額が5万7600円なので、7万3000円から5万7600円を引いた1万5400円

70代・Bさん夫婦の事例
（収入は2カ月ごとに振り込まれる52万円の年金のみ）

ある月の医療費の窓口負担（1割）

妻	病院Aに入院	**5万5000円**
夫	病院Aの外来受診	**1万円**
	病院Bの外来受診	**2000円**
	調剤薬局	**6000円**
	1カ月の自己負担額合計	**7万3000円**

夫婦の高額療養費制度による自己負担額
5万7600円

高額療養費として支給される額 **1万5400円**
（7万3000円－5万7600円）

が払い戻されます。

さらに、がんなどで高額な治療を長く続けなければならないときに助かる仕組みもあります。**多数回該当といって、同一の世帯が過去12カ月以内に4回以上、自己負担限度額に達したときに、4回目から限度額が引き下げられる**というものです。

具体的に言うと、前述のAさんが毎月100万円の治療を受けた場合、3カ月目までの自己負担限度額は8万7430円ですが、4カ月目からは4万4400円に下がります。

高額長期疾病の特例とは?

高額な治療を長い間、受け続けるのは、患者にとって大きな経済的負担が伴います。

そこで、一部の病気・治療について患者の費用負担を減らすため、高額長期疾病の特例を定めています。**該当する治療を受ける場合、原則、自己負担限度額が1万円**となり、それを超えた分を高額療養費として受け取ることができます。

対象となる病気・治療法は、次ページの3つですが、②と③については都道府県が1万円を公費で負担するため、患者の費用負担はありません。

①人工腎臓（血液透析など）を実施している慢性腎不全（70歳未満で、年収770万円以上の上位所得者の自己負担限度額は2万円）

②血漿分画《けっしょうぶんかく》製剤を投与している先天性血液凝固第Ⅷ因子障害、または先天性血液凝固第Ⅸ因子障害

③抗ウイルス剤を投与している後天性免疫不全症候群（HIV感染含み、血液凝固因子製剤の投与に起因するHIV感染症に関する治療を受けている人に限る）

特例を申し込むときは、自身が加入している健康保険に申請して、特定疾病療養受療証の交付を受ける必要があります。②と③については、都道府県にも申請が必要です。そのうえで、先天性血液凝固障害等医療受給者証の交付を受けます。支払いの際、医療機関の窓口で医療保険の被保険者証と共に提示します。

高額療養費制度の申請の方法は？

実際、どのように申請すればよいでしょうか。その方法について紹介します。

まず、ご自身が加入している公的な医療保険（健康保険組合など）に、高額療養費の支

給申請書を提出または郵送します。これで支給を受けることができます。申請書は全国健康保険協会のウェブサイトからダウンロードが可能です。医療機関などの領収書の添付を求められる場合もありますので、必ず取っておくようにしましょう。２０１６年からは個人番号（マイナンバー）の記入が必要です。

基本的には高額療養費を受け取るには、ご自身や家族が申請しなければなりませんが、加入している医療保険によっては、支給対象となることを案内して支給申請をすすめたり、自動的に高額療養費を口座に振り込んでくれたりするところもあります。

なお、ご自身がどの医療保険に加入しているかは、保険証の表面を見て確認しましょう。

高額療養費制度で押さえたい2つのポイント

高額療養費制度はとてもありがたい制度ですが、押さえておかなければならないポイントが２つあります。

ポイントの１つめは、**原則として支給には申請が必要で、支給までに時間がかかる**ということです。

高額療養費は医療機関から提出された診療報酬の請求内容が確定した後に審査すること

から、**申請してから支給されるまで、少なくとも3カ月程度はかかります**。そのため、医療機関の窓口で支払う際は、一般的な保険診療の負担額を立て替えておくことになります。先のAさんの例で言えば、最低でも最初に30万円は用意しておかなければならないということです。

治療が1回（ひと月）ですむ場合はなんとかなるかもしれませんが、この支払いが毎月続くとなると、こういうことも起こり得ます。

Aさんの病気はステージⅢAの大腸がんで、診断後、速やかに腹腔鏡下手術を受け、退院後に外来で術後補助化学療法を受けることになったと仮定しましょう。

Aさんのケースでは、3カ月後に高額療養費が支給されるとしても、少なくともその間、化学療法の費用が必要となり、医療費として別途、用意しておく必要が出てきます。これも後日、制度の対象となれば払い戻されるとはいえ、かなりの負担です。

また、大腸がんのように緊急入院することが少ない病気ではよいですが、事故や心筋梗塞のように緊急で搬送されるような場合、**救急救命センターなどでは土日や祭日では事務が開いていないことが多く、現金で支払わなければならない**こともあります。

患者のこうした費用負担を減らすため、75歳以上は、医療機関の窓口での自己負担を自己負担限度額までに抑えることが可能です。その際、「後期高齢者医療被保険者証」の提示が必要になります。

75歳未満にも、限度額適用認定証が利用できる制度がありますので、それを利用するとよいでしょう。これは次ページで詳しく見ていきます。

Aさん（ステージⅢA大腸がん）の治療の流れと自己負担額の推移

1カ月目	**約90万円** （3割負担で約27万円）
	大腸がん切除手術（入院） 内訳）腹腔鏡下結腸悪性腫瘍切除術、入院基本料、検査費用など
2カ月目	**約37万5000円** （同約11万3000円）
	mFOLFOX6療法を2サイクル **約27万円** 内訳）薬代 **10万600円×2回** 外来化学療法加算 **3万6000円程度×2回**
	中心静脈注射用植込型カテーテル設置 **10万5000円**
3カ月目	**約27万円** （同8万1000円）
	mFOLFOX6療法を2サイクル **約27万円** 内訳）薬代 **10万600円×2回** 外来化学療法加算 **3万6000円程度×2回**
3カ月合計	**約154万5000円** （同約46万4000円）

もう一つのポイントは、**高額療養費制度は医療費が月ごとに区切って計算される**ことです。

高額療養費は1カ月の医療費の自己負担額が一定の基準を超えたときに、支給が受けられます。**この1カ月とは1カ月間という意味ではなく、月初めから月末までの1カ月**を指します。そのため、月末に入院して手術を受け、翌月に2週間入院したというようなケースだと、支給額が少なくなったり、限度額に達しておらず、まったく受け取れなかったりすることもあります。

高額療養費制度は医療費を支払った月の翌月の1日から2年以内であれば、過去にさかのぼって申請ができます。「そういえば、1年ほど前に入院したけれど……」など、心当たりがあったときには、まずご自身が加入している医療保険の担当窓口に相談してみましょう。

限度額適用認定証でタイムラグをなくす

これまで見てきたように、高額療養費は申請して支給されるまでに、少なくとも3カ月程度はかかります。そのため、もしも「立て替える余裕がない!」というときには、回避策があることを思い出してください。

それは、「限度額適用認定証」です。

治療費を支払う際、医療機関の窓口にこの認定証を提示することで、**請求される医療費を高額療養費制度の自己負担限度額に抑えることができます。**最初に支払う金額が減らせるだけでなく、退院後に申請を忘れてしまうこともありません。

もし、手術まで時間があるのなら、事前に限度額適用認定証を用意しておきましょう。

手続きはご自身が加入している公的医療保険の担当窓口で行います。

申請の方法は、協会けんぽ（全国健康保険協会）であれば、全国健康保険協会の各都道府県支部に、企業などの組合健保であれば、それぞれの健康保険組合に、必要な書類を付けて申請書を提出します。国民健康保険であれば、自分が住んでいる市区町村の担当窓口で申請します。

申請書はウェブサイトからダウンロードでき、郵送で申し込めますが、郵送に数日かかることがあるので、入院や手術が決まったらすぐに申請するようにしましょう。

この申請は、医療費の支払いが発生する前であれば、入院中でも行えます。月末までに限度額適用認定証を用意しておけば、その月から医療費の支払いは自己負担限度額までになります。一方、都度、医療費の支払いが発生する外来での術前補助化学療法や放射線療法を受ける場合は、その前に申請しておくほうがよいでしょう。

注意したいのは、限度額適用認定証には有効期限があるという点です。**最長1年で、国民健康保険では毎年7月31日で期限が切れます**。その場合は再度申請する必要があります。

また、1カ月に2カ所以上の医療機関にかかった、同じ医療機関で入院治療と通院治療を受けた、院外の薬局で処方薬を買ったといったケース、あるいは、世帯の治療費の合算

限度額適用認定証の申請に必要な書類

○限度額適用認定申請書
○適用認定対象者の被保険者証
○印鑑
○本人確認書類
・マイナンバーカードの表面・裏面の両方のコピー
・マイナンバーカードがない場合は以下の添付書類を用意

①番号確認書類：下記のうちいずれかひとつ
・個人番号通知のコピー
・マイナンバーの記載がある住民票
・マイナンバーの記載がある住民票記載事項証明書

②身元確認書類：下記のうちいずれかひとつ
・運転免許証のコピー
・パスポートのコピー
・その他官公署が発行する写真つき身分証明書のコピー

※低所得者は限度額適用・標準負担減額認定の申請書での申請になります。
※住民税非課税の場合は被保険者の課税証明書が必要になります。

から高額療養費の支給を受けるケースは、後からの申請が必要になります。

なお、健康保険を運営する自治体や企業によっては、所得などの条件に応じて、「限度額適用・標準負担額減額認定証」を用意しているところもあります。こちらは入院中の食事代や生活療養費（138〜140ページ参照）も減額されるので、長期入院をする場合は強い味方になります。

高額療養費貸付制度を利用する手もある！

限度額適用認定証のほかにも、費用負担を軽減する方法があります。**高額療養費貸付制度**です。

これは、高額療養費が支給されるまでの間、**支給見込み金額の8〜9割を無利子で貸してもらうことができ、返済は高額療養費の支給の際に差し引かれる形で行うシステム**です。限度額適用認定証が準備できず、当面のお金を用意するのがむずかしい場合に、利用するとよいでしょう。なお、加入している医療保険によっては条件が変わるので、ご自身が加入している健康保険組合や自治体に事前に問い合わせをしてください。

高額療養費制度以外の制度も知っておこう

高額療養費制度のほかに、医療費の負担を（一時的に）軽くする制度があります。簡単に説明します。

生活福祉資金（福祉費）とは？

低所得者世帯や高齢者世帯、障害者世帯の生活を支え、社会参加への促進を図ることなどを目的とした貸付制度です。資金の種類は4つあり、このうち福祉費では、**病気やケガの治療や療養のために必要な経費や、その間の生計を維持するために必要な費用を貸し付けます。**

貸付限度額は1年未満では170万円、1年以上1年6カ月以内で、世帯の自立に必要なときは230万円。問い合わせは、住んでいる地域の市区町村社会福祉協議会、または都道府県社会福祉協議会へ。

年金担保融資とは？

国民年金や厚生年金保険、労働者災害補償保険の年金を担保に融資を受けられる制度。

治療や入院などで一時的に資金が必要になった場合に利用できます。

融資金額は申込者が必要とする額でかつ、「10万～200万円の範囲」「受給している年金の0・8倍」といった要件を満たす必要があります。また、この制度は令和4年3月末で新規の申し込み受け付けを終了することが決定しているので注意を。問い合わせ、申し込みは年金を受給する銀行や信用金庫など（独立行政法人福祉医療機構代理店）。

公的休業補償——治療しながら仕事を続ける方法

働くがん患者は32万人！

病気やケガで入院することになったら、その間の給与がもらえるか、とても気になるところです。とくにがんと診断された場合は、その不安はさらに大きくなります。

2016年12月にがん対策基本法が改正されましたが、その大きな柱の一つが、がん患者の就労です。具体的には、企業ががん患者の雇用の継続などに配慮するとともに、がん対策に協力するよう努力することが、新たに盛り込まれました。

国がかがん患者の就労に力を入れ始めた背景にあるのは、がん治療を終えた、あるいは治療を受けつつ生活を送る、いわゆる「がんサバイバー」の存在です。

国立がん研究センターがん情報サービスの年齢別がん罹患者数データを見ると、20歳～64歳までの働く世代のがん患者の数は年々、増えています。近年は若干減っているものの、**2015年は24万人の人が新たにがんにかかっています。**

こうした状況を踏まえれば、がんがあっても働けるという社会の構築が重要であり、基本法改正でも「がん患者の離職防止や再就職のための就労支援を充実させていくことが強く求められている」としています。

実は、がんになっても働ける環境づくりは、以前から推奨されてきました。ところが、依然として周囲の理解不足が、働く世代のがん患者の就労をはばんでいることが、内閣府の「がん対策に関する世論調査（2016）」でわかっています。

静岡がんセンターの山口建医師らが実施した、がん患者・経験者へのアンケート調査によると、**がんの治療のため、仕事を持ちながら通院している人は、全国で32万5000人**いる一方で、**依願退社をした人が3割**もいたのです。**自営業者では17%が廃業**しています。

働く世代のがん罹患者数データ（2015）

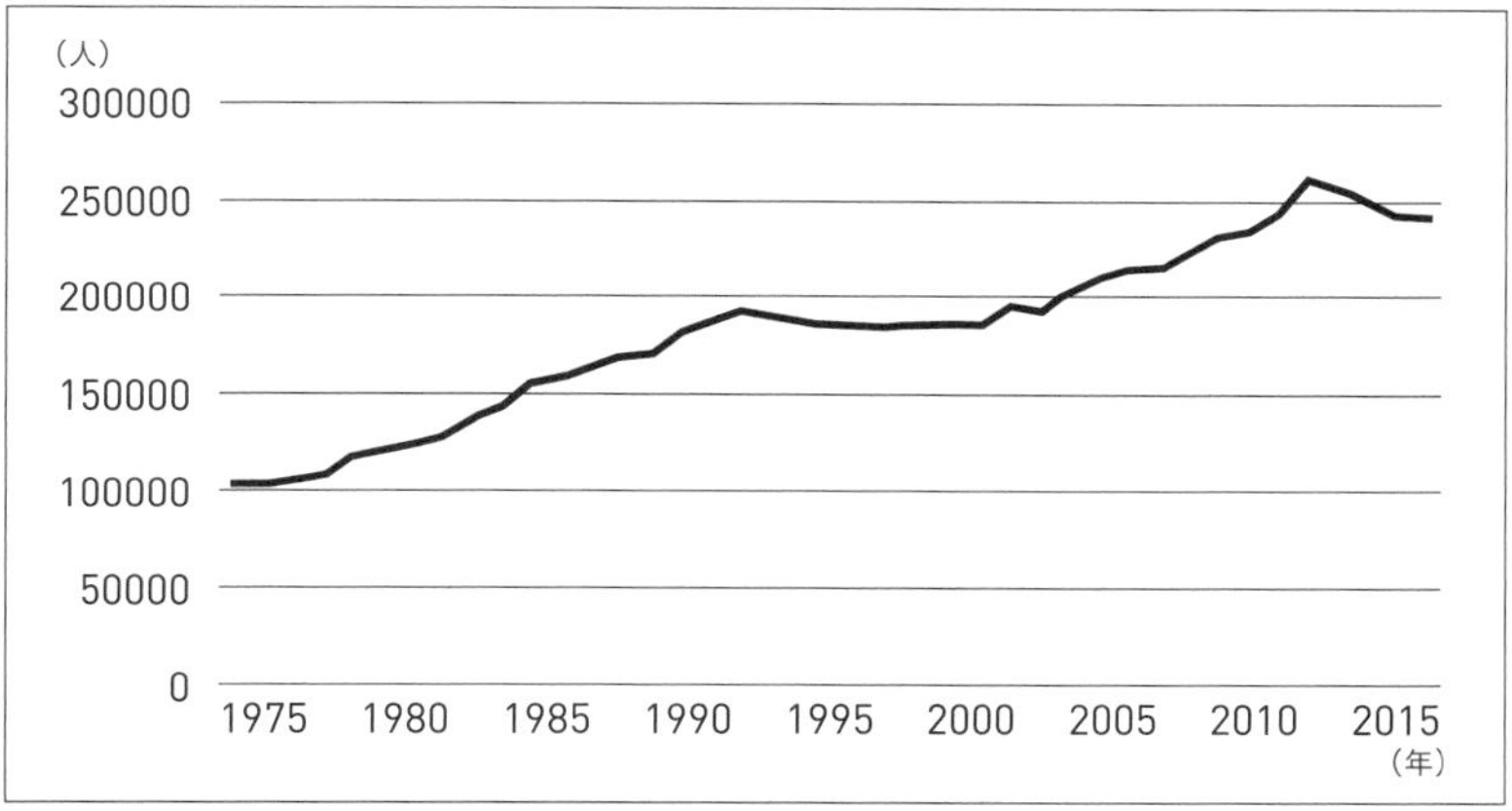

国立がん研究センターがん情報サービスより

両立を困難にする最大の要因

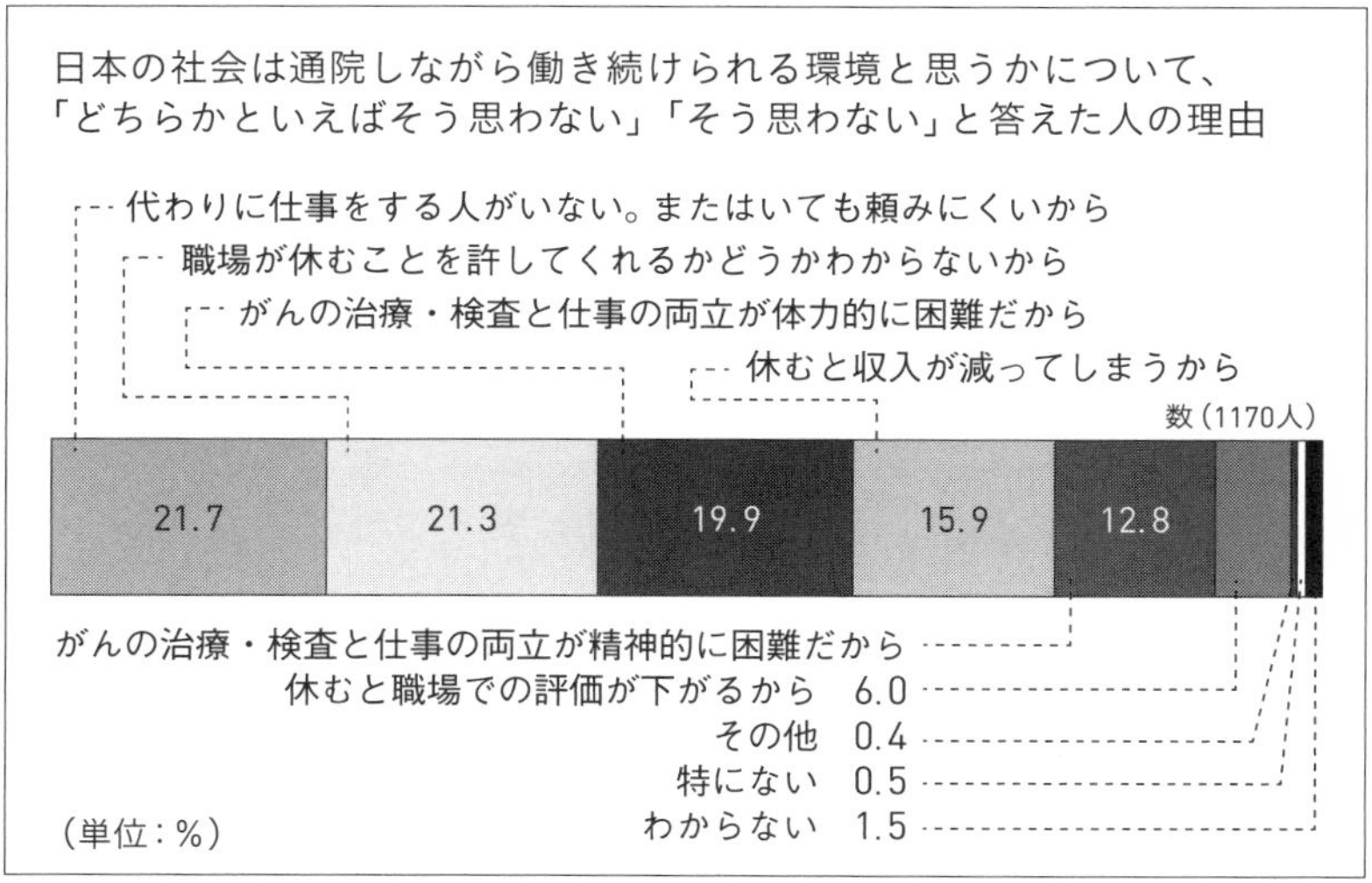

内閣府「がん対策に対する世論調査」より

また別の調査では、離職した人の約6割が、治療開始前に退職していることもわかっています。このように、がん治療のために医療機関にかかりながら仕事を続けるのはむずかしいと考える人が少なくないのです。

しかし、仕事と治療との両立は、収入を得るという大きな問題の解決策となるだけでなく、生きがいややりがいにもつながります。

会社や部署の理解と支援、治療の内容や体調の状態に応じた柔軟な働き方ができる環境づくりなどが必要となるのは言うまでもありませんが、患者自身もまずは、**仕事を続けながら治療を続けるという前提で会社に相談してみることが大切**です。

いざというときに心強い傷病手当金

がんと診断されたら、まず傷病手当金を受け取りましょう。国民健康保険以外の公的医療保険が対応しています。

連続傷病手当金は病気やケガをした人に対して、医師が仕事を続けられない労務不能と認めた場合、4日目から支給されます。支給開始日から1年6カ月までは、医師が労務不能と認めた期間で手当金を受け取れますが、その期間は会社を休むことが前提で、給与も支払われません。

支給額は、勤め先の健康保険に加入して1年以上であれば、〈手当金の支給前12カ月の平均の標準報酬月額÷30日×3分の2〉という計算によって決まります。一方、1年未満であれば、①支給開始日より前の直近の継続した各月の標準報酬月額を平均した額の30分の1に相当する金額か、②加入している健康保険の平均標準報酬月額の30分の1（平均標準報酬日額）に相当する金額のうち、より少ない額の3分の2になります。

手続きはまず、人事・総務などの担当者から傷病手当金の専用の申請書を受け取った後、それを医療機関に提出して、医師の証明をもらいます。証明入りの申請書を会社に提出することで、勤め先が健康保険組合などに書類を提出し、手続きを進めてくれます。

傷病手当金は非課税所得で、所得税や住民税の対象にはなりません。支給期間中に勤め先を退職することになった場合でも、

傷病手当金のイメージ

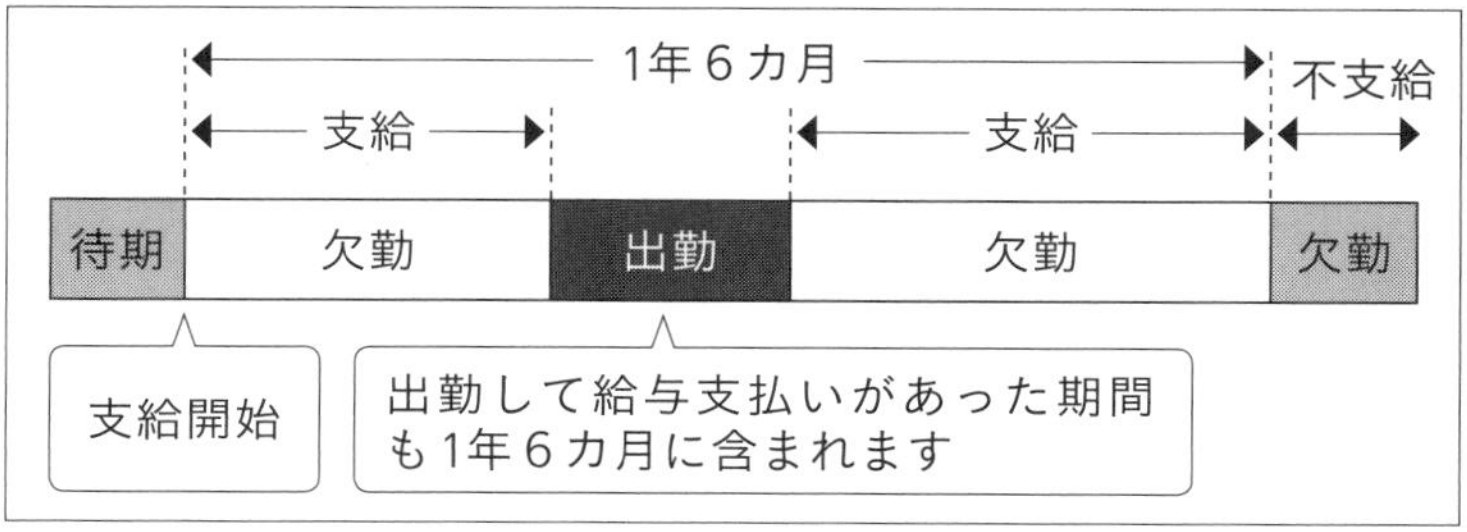

全国健康保険協会「健康保険ガイド」ウェブサイトより

支給開始日から最長1年6カ月の間であれば引き続き支給を受けることができます。退職後に傷病手当金を受給する場合、雇用保険の失業手当との同時受給はできませんが、傷病手当金の受給終了後に失業手当をもらうことはできます。

傷病手当金もまた、先に紹介した高額療養費制度や限度額適用認定証と同様、申請しないと支給は受けられませんのでご注意ください。

税金が安くなる医療費控除制度とは？

持病の薬をもらいにいく、むし歯の治療にいく、ケガをして診てもらった等々、私たちは、1年間に何回も医療機関のお世話になります。その際にかかった**医療費がある一定額を超えた場合、国に申告すると税金が安くなるという制度**があります。それが医療費控除です。

会社員などで、給与から税金が差し引かれている人は、支払った税金の一部が還付金という形で戻ってきますし、確定申告をして税金を納めている自営業者の人は、納める税金が少なくなります。該当する人はぜひ申告しておきたい制度といえるでしょう。

具体的には、医療費控除は「1年間に支払った医療費の合計額から給付金や保険金などで補塡された金額を引き、そこからさらに10万円を引いた金額」が対象となります（最高で200万円）。簡単に言えば、**1年間で10万円以上の医療費を使ったら使える制度**、ということです。

対象となる医療費は、病気やケガの治療、出産などで支払った費用です。医療機関に支払った治療費や処方された薬代だけでなく、入院費や交通費、入院中の食事代、市販薬の薬代なども対象です。一方、健康診断や人間ドックでかかった費用、治療目的ではない鍼灸・マッサージ代、サプリメント代などは対象外になります。

いずれも領収書が必要になりますので、必ず取っておくようにしましょう。

医療費控除を受ける場合は、まず医療費控除に必要な書類を用意します。確定申告書は税務署に置いてありますし、国税庁のウェブサイトからダウンロードができます。そのほか、医療費控除の明細書、医療費の支払いを証明する書類（レシートや領収書）、源泉徴収票、マイナンバーなどの本人確認書類が必要になります。

申請は、その年の翌年から5年以内なら可能です。たとえば2021年の分であれば、2026年が期限となります。

⑥市区町村が健康増進事業として実施する健康診査（生活保護受給者等を対象とする健康診査）

申請の仕方は医療費控除と同じで、確定申告を行います。

違う点は、先の①～⑥のいずれかを受けていることを証明する書類がいるということです。特定健康診査や定期健康診断、がん検診などであれば結果通知表などが、予防接種であれば領収書などが必要です。

また、この２つの控除を同時に受けることはできず、いずれか一方を選択して受けなくてはなりません。どちらの控除を選択するか迷うときには、課税所得額とそれぞれの使用金額を入力するだけで計算をしてくれるウェブサイトがあるので、それらを使ってシミュレーションしてみるとよいでしょう。

セルフメディケーション税制は、医療費控除の特例で、2017年1月1日に始まり、2021年12月31日までの５年間が適用期間とされています。

期間終了が近づいて来る頃に、厚生労働省、薬の業界団体、保険会社等のウェブサイトを注意して見ておくと延長されるか終了されるかという情報が掲載されていると思いますので、継続して利用したい方は、注意をしておきましょう。

共通識別マーク

セルフメディケーション
税 控除対象

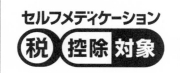

市販薬を使う人は
セルフメディケーション税制を

医療費控除の特例として2017年から新たに設けられた制度が、セルフメディケーション税制（医療費控除の特例）です。きちんと健康診断などを受けている人が、一部の市販薬を購入したときにも所得控除を受けられる制度で、先に紹介した医療費控除よりも手軽で、誰でも申請できる控除です。

控除を受けられる金額は1万2000円以上（8万8000円まで）で、10万円以上という従来の医療費控除よりもグンと下がっています。ただし、すべての市販薬が対象ではなく、厚生労働省のウェブサイトに掲載されている医薬品1830品目（2020年9月30日）が対象となります。気になる人は、「セルフメディケーション税制対象品目一覧」で検索してください。

また、対象となる薬のほとんどのパッケージには共通識別マーク（右ページ）が付いているので、それを目印にしてもいいでしょう。購入した際は購入品目が書かれているレシートを取っておきましょう。明細がわからない領収書はここでは使えません。

セルフメディケーション税制で対象となる人は、あくまでも健康に留意している人なので、次のどれかを受けている必要があります。

①特定健康診査（メタボ健診）または特定保健指導
②予防接種（定期接種、インフルエンザの予防接種）
③勤務先で実施する定期健康診断（事業主検診）
④保険者（健康保険組合、市区町村国保等）が実施する健康診査（人間ドック、各種健（検）診等）
⑤市区町村が健康増進事業として実施するがん検診

section 2

医療保険の費用対効果

医療の進歩に合わせて定期的な見直しを

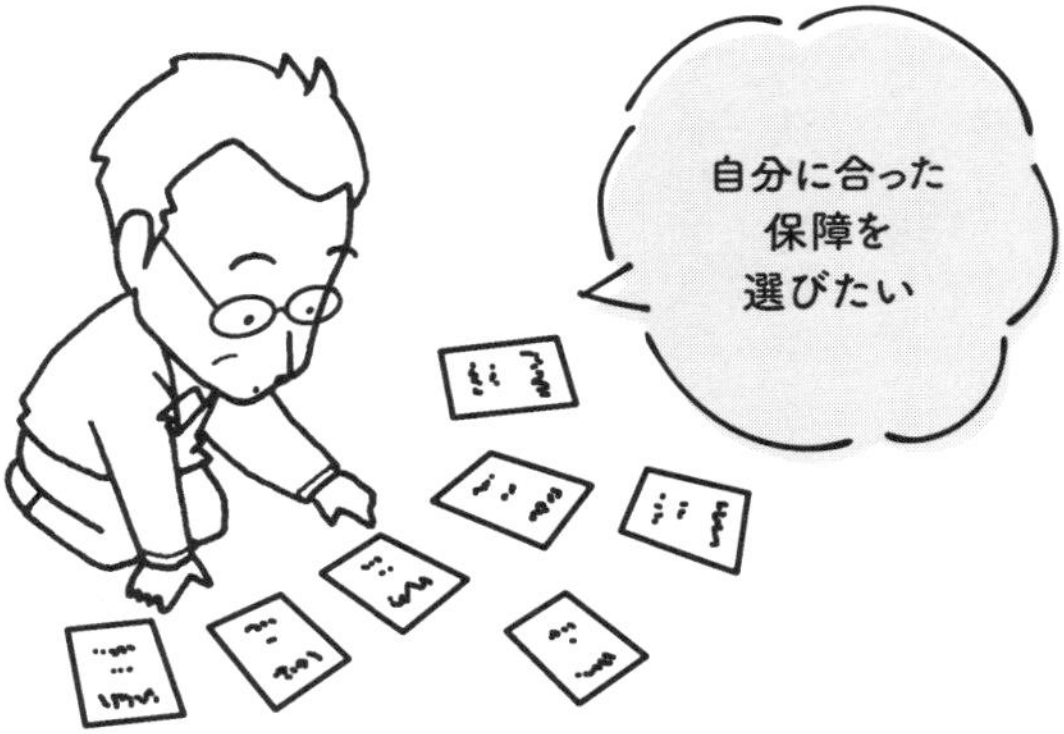

高額療養費制度など公的な医療保険は私たちが負担する病気の値段を下げてくれますが、医療費がゼロになるわけではありません。入院になれば食事代や差額ベッド代、入院生活で使う日用品、通院治療であればその交通費なども必要になります。
こうしたさまざまな費用をサポートするのが、保険会社が提供する民間の医療保険です。
医療保険にはさまざまなタイプがあり、とくにがん保険はこの10年で大きく変わりました。ここでは、自分に合った医療保険を選ぶポイントを紹介します。

医療保険の基礎知識

医療保険で治療に前向きになる例もある！

医療保険とは、病気やケガで入院や手術が必要になったときに、その費用を給付金として受け取れる民間の保険をいいます。多くは入院給付金と手術給付金からなる主契約と、オプションで付けられる特約から成り立っています。

医療保険のうち、がんに特化した保険商品を、すべての病気やケガを対象にしたものと区別して、がん保険と呼んでいます。

私たちは、がんなどの病気にかかっても、前のsectionで紹介したような公的な医療保険制度のおかげで、ある程度までは治療費を抑えることができます。

しかし、**長期的に化学療法を受けるようなケースになると、やはり年間で数十万円ぐらいのお金がかかってきます**。仕事ができなくなることによる収入減の問題も加われば、患者の経済的な負担はさらに増します。潤沢にお金がある人は別にして、多くの人は民間の医療保険によるサポートがあったほうが、精神的な安心も得られると考えます。

実際、次のようなケースがありますので、ご紹介します。

女性Cさん（40代）は、大腸がんの闘病生活を4年以上続けています。3年前に再発した後は2週～3週間に1回、2泊3日の入院で化学療法を受けています。化学療法は決して楽しいものではありませんが、彼女が加入するがん保険の給付で入院日額2万円をもらえるため、「6万円のアルバイトに行ってくる」と、毎回、笑顔で出かけています。

がん保険が、思いもよらない形で前向きな治療につながった例といえるかもしれません。

入院給付金とは？

それでは、医療保険の給付について詳しく見ていきましょう。

まず、主契約の一つである**入院給付金とは、入院1日につき支払われる保険金のこと**です。かつては「20日以上の入院」など、給付の対象となる入院日数が決められている商品が一般的でしたが、医学の進歩による入院期間の短縮に伴って、**最近は日帰り入院でも給付される商品が主流**になってきています。

世帯主が加入している医療保険の入院給付金は、「生命保険に関する全国実態調査（平成30年度）」によると**日額平均で約1万円**でした。入院時に個室に入りたいなど条件によっても変わりますが、入院時の1日あたりの自己負担費は、平均で2万3300円となっているので、**カバーできる額は半分にも満たない**ことがわかります。

手術給付金とは？

もう一つの主契約である**手術給付金とは、手術を受けたときに給付される保険金**のことです。ただし、どんな手術でも給付されるわけではありません。約款《やっかん》に記載された手術が対象で、保険商品のタイプ、または契約した時期によっても異なります。今は、**健康保険の適用となっている手術が約1000種類あり、それらが給付の対象となっている商品が主流**

入院1日あたりの自己負担費用

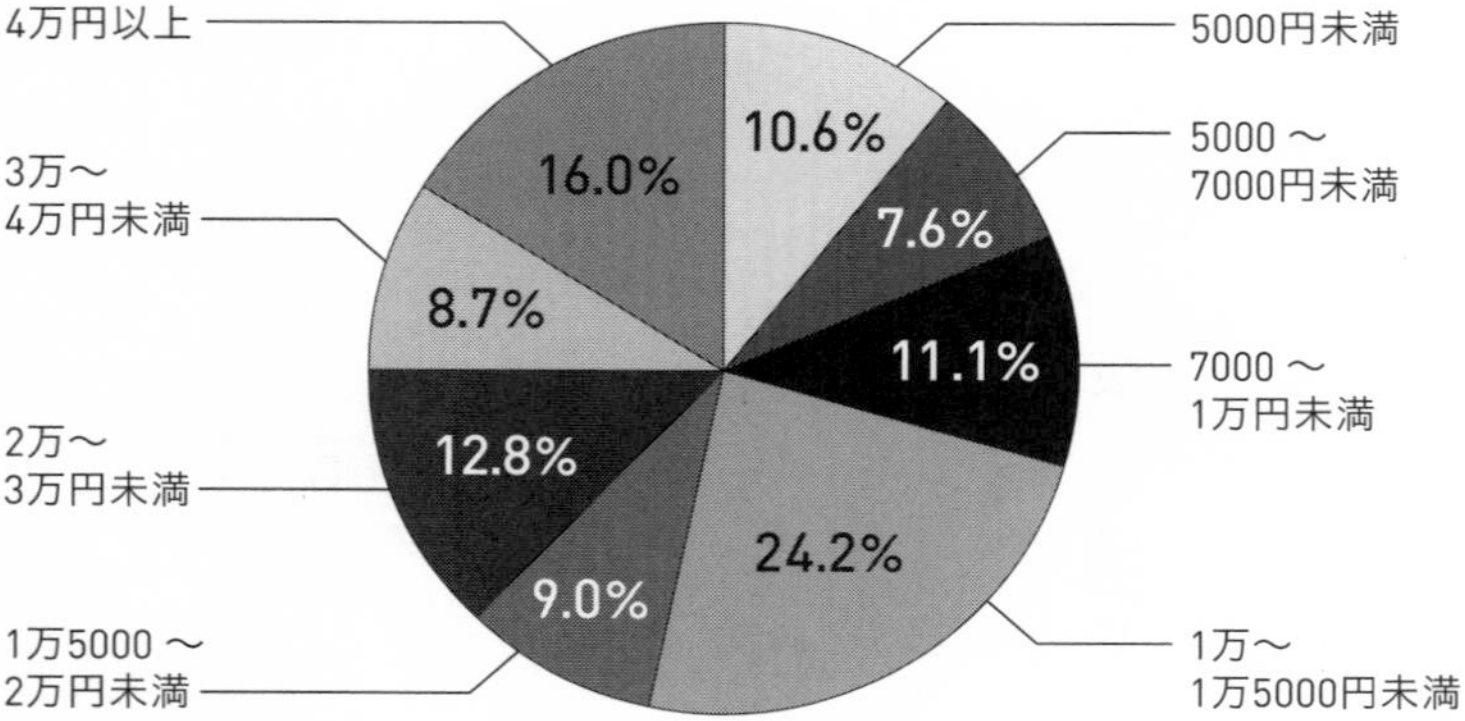

※治療費・食事代・差額ベッド代に加え、交通費（見舞いに来る家族の交通費も含む）や衣類、日用品などを含む。高額療養費制度を利用した場合は利用後の金額。

生命保険文化センター「令和元年度 生活保障に関する調査」より［集計ベース：過去5年間に入院し、自己負担費用を支払った人〔高額療養費制度を利用した人＋利用しなかった人（適用外含む）〕］

です。

給付の対象かどうか見極める

自身が受ける治療が給付の対象になるか、見ておくことも大切です。

たとえば、乳がんにおける乳房再建手術は一般の美容手術に近い手法を用いますが、保険診療の範囲内であり、入院給付金の対象になる保険商品も増えてきています。

手術給付金で受け取れる給付金の額は、基本的には**〈入院給付金（日額）×規定の倍率〉の計算式で決まります**。規定の倍率は術式によって変わり、今の保険商品では10、20、40倍が相場です。また、非常にまれですが同じ手術を受けることになると、1度目より2度目のほうが倍率は低くなります。

最近は手術ごとに倍率を変えず、定額の手術給付金が受け取れるタイプの保険商品も出てきています。これは、「1回目の手術から60日以降の手術」など、条件が付くこともあるものの、原則として該当する手術を何回受けても、同じ額の給付金を受け取ることができます。

入院支払限度日数とは？

入院支払限度日数とは、1回の入院で最大何日まで入院給付金が受け取れるかを定めたものです。限度日数は30日、40日、60日、120日などがあり、保険商品や契約内容によって異なります。

では、入院支払限度日数が60日の医療保険に入っていたDさんのケースについて考えてみましょう。

Dさんは、体調不良で医療機関を受診したところ、がんが見つかり、手術も含めて30日間入院しました。その後、退院したものの2カ月後に再発し、60日間入院することになりました。

この場合、再発であっても1回目と2回目

Dさんの入院給付金支払い例

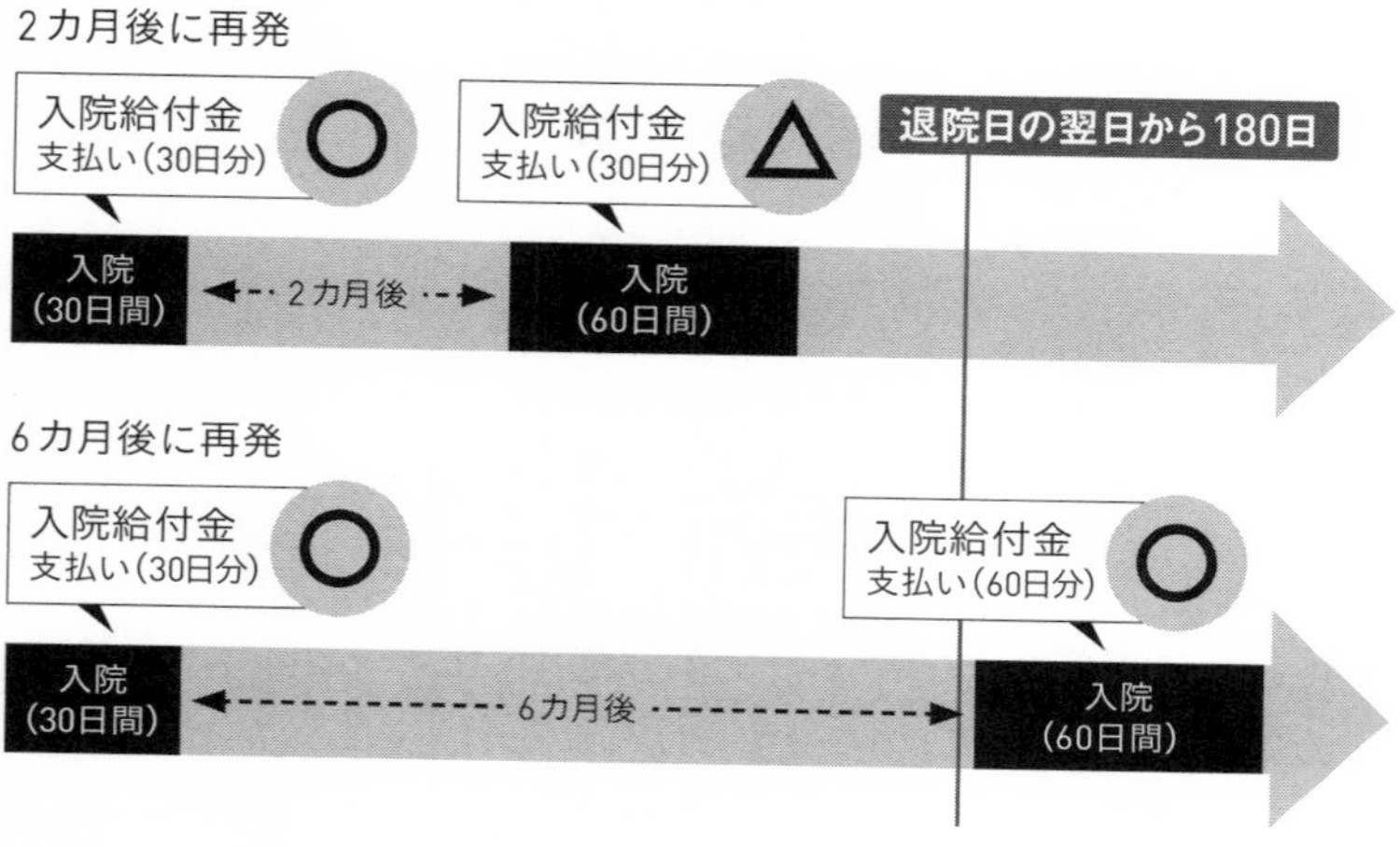

の入院は同じ病気によるものなので、入退院を繰り返しても1入院とみなされてしまいます。2回の入院の合計日数は90日ですが、入院給付金は60日分までしか出ないため、2回目は30日分しか受け取れないことになります。

一方で、医療保険の入院給付金には「**180日ルール**」というものがあります。これは、**初回の手術の退院日から180日過ぎたら、同じ病気であっても再度、給付金が受け取れる**というものです。

Dさんのケースで考えると、2カ月後ではなく6カ月後に再発が見つかって入院していたら、最初の30日と再発時の60日を合わせて、トータルで90日の給付を受けることができます。

また、最初の入院はがんで2回目の入院が肺炎のように別の病気だったときには、2回目の入院がいつであっても180日ルールにとらわれず、最初と2度目の入院の両方の給付金が受け取れます。

最近の特約の特徴は?

主契約である入院給付金や手術給付金のほかに、オプションとして付けられるのが特約です。

特約というと、先進医療の費用をカバーする商品のイメージが強いですが、ほかにも、パジャマやタオルなど入院に必要な生活用品の購入代や入院前の準備にかかった交通費など、**入院に必要な出費に条件なく使える入院一時金特約**や、認知症や介護が必要になったときの費用を補填する特約、新しいものでは**新型コロナウイルス感染症の入院などにかかる費用を保障する特約**も登場しています。入院日数に関係なく給付を受け取れるところが、特約の最大のメリットです。

がんに関するものでは、顔や頭部にできたがんの手術や、がん治療の副作用で起こった脱毛に対して給付金がもらえる外見ケア特約や、がん性疼痛《とうつう》のケアをサポートする特約もあります。

なかには、がんと診断されたときに、それ以降の保険料の支払いが免除される特約（保険料払込免除特約）も。病気になった後の保険料が免除されるのであれば、安心して治療を受けることができます。

ほかにも、女性疾病特約、退院特約などがありますが、加算金額が高いものもあるので、自分に必要な特約かどうかは慎重に検討するようにしましょう。

がん保険・がん特約の基礎知識

がんに特化した医療保険・特約とは？

民間の医療保険には、さまざまな特徴をもった商品が登場しています。代表的なものががん保険です。ほかに一般的な医療保険の特約にがん特約があります。

がん保険は、がんの手術や入院にかかる治療費、入院費に加え、退院後の通院にかかる費用も保障してくれます。

一般的な医療保険との大きな違いは、対象となる病気ががんに限られている点、また多くの商品では**診断されたときに一時金（診断給付金）が支払われる点**です。この診断給付金は用途を限っていませんので、生活を支えるための費用としても使うことができます。

診断給付金は50万～200万円と幅があり、がん保険の種類や契約内容によって異なります。**最低でも50万円、できれば100万円を受け取れると安心**です。

一方、がん特約は医療保険のオプションとして掛け金を追加することで、がん治療に重点的に保障を付けることができます。ただし、がん保険ほど保障内容が厚くないこともあるので、よく確認しておきましょう。

近年、**がん保険・がん特約の世帯加入率は年々、増加傾向**にあり、生命保険文化センターの「生命保険に関する全国実態調査（平成30年度）」によると、**2018年の世帯加入率は62・8%**にも上り、多くの人が万が一のときに備えていることがわかります。

がん保険には180日ルールはない！

がん保険が一般的な医療保険と違うのは、ほとんどの商品で入院支払限度日数が設けられていないという点です。

先ほどのDさんが、もしもがん保険に入っていたとしたら、医療保険の180日ルールとは関係なく、最初のがんの手術による入院（30日間）と、2カ月後の再発による入院（60日間）の両方を合

がん保険・がん特約の加入率

（%）

	世帯	世帯主	配偶者
平成30年	62.8	55.3	43.5
平成27年	60.7	53.4	40.2
平成24年	62.3	54.5	41.5
平成21年	59.5	53.3	36.7
平成18年	56.4	50.4	32.3

※民保（かんぽ生命を除く）に加入している世帯が対象。
※ガンで入院したときに入院給付金が受け取れる生命保険または特約であり、生活習慣病（成人病）特約、損害保険は含まれない。

生命保険文化センター「生命保険に関する全国実態調査」より

わせた90日分の入院給付金を受け取ることができます。

最近では、従来なら初めてがんと診断されたときに受け取れる診断給付金を、条件によっては複数回もらえるタイプの保険商品も出てきています。まとまったお金を都度、受け取れるので、がんの再発や転移がわかったときや、がんの治療が何年も続いたときなどに備えることができます。

がん保険においては、通院給付金も重要な位置付けになってきています。

抗がん剤や分子標的薬など薬の進歩もあり、通院しながらがんの化学療法を行うケースがとても増えています。化学療法は数カ月から半年以上と長期間にわたるため、その間は治療費が発生します。

こうしたニーズに応える保障が通院給付金です。**多くは術前補助化学療法や術後補助化学療法で通院する際に受け取れます**が、なかには進行がんの化学療法の通院が対象になっているものもあ

入院の限度日数が60日の場合の入院給付金支払い例（がん保険）

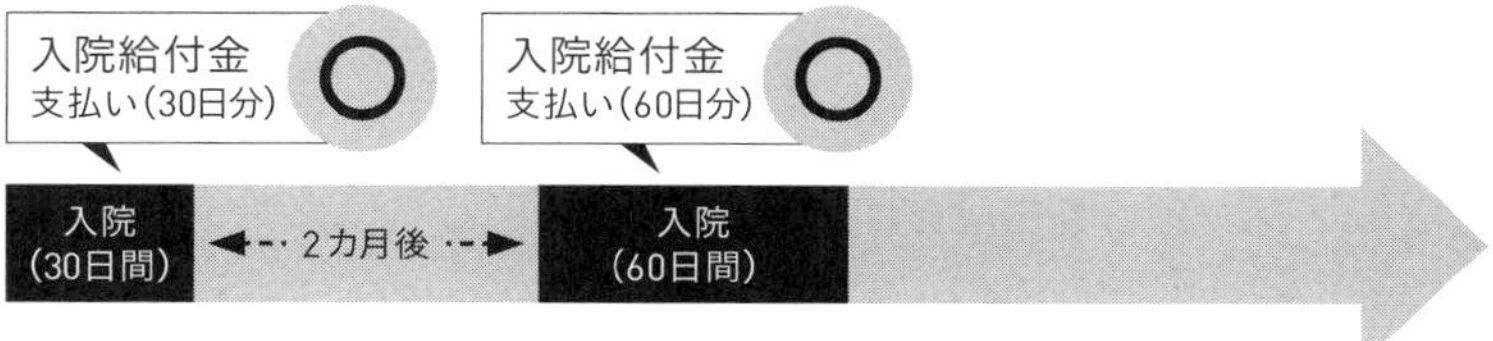

ります。

さらに、通院の回数ではなく、所定の治療（化学療法、放射線療法）を終えたら○万円というように、治療ごとに給付される商品も新たに出てきています。

あなたの医療保険・がん保険、時代遅れかも！

まずは次の3つの給付金をチェックしよう！

まず、ご自身が加入している医療保険が、今のニーズに合ったものかチェックしてみましょう。確認したいポイントは以下の3つです。

①入院給付金日額（199ページ）
②入院支払限度日数（202ページ）
③通院給付金（210ページ）

入院何日目から支払われるのか？

民間の医療保険は、医療の進歩や時代に合わせた新しい商品が続々と登場しています。とくにその内容が大きく変わったのが入院給付金で、**新しい保険商品ほど給付を始める時期（入院何日目）が早まっています。**

支払いの時期が早まったその背景にあるのは、入院期間の短縮化です。

昨今、傷が小さくてすむなど手術の低侵襲化が進み、また長期入院による筋力低下が問題視されるようになったこともあり、入院期間を短くする傾向にあります。実際、厚生労働省の「患者調査（平成29年）」でも、年々、入院期間が短くなっていることが見て取れます。

患者調査で示されている入院には、長期的な入院が必要になることが多い認知症や脳卒中、骨折などの病気も含まれているので一概には言えませんが、いずれにしても2017年の入院期間は30日ほどで、30年前よりは20日ほど短くなっています。それでも、日本の入院日数は世界標準よりも長いことで知られていますから、入院の短期化にますます拍車がかかることは、明らかです。

話を、給付を始める時期に戻しましょう。

入院期間の短縮化が進んでいる今、従来の保険商品のように入院給付金の給付の対象時期が入院5日目からだとしたら、日帰り入院（入院と退院が同日）も含め、4日目までの入院は給付の対象外となってしまいます。

そのようなことにならないよう、**今の医療保険、あるいはがん保険は、入院当日（1日目）から入院給付金が受け取れる**ようになっています。ご自身が加入する医療保険、がん保険の給付開始が5日目などになっていたら、特約を付けるなど、対策を考えたほうがいいかもしれません。

通院給付金が付いているか？

がん保険では、通院給付金が付いているかどうかも鍵となります。

がん治療の柱は、手術、化学療法、放射線療法です。手術は基本的に入院で行われますが、化学療法や放射線療法は通院治療で行うのが一般的になりつつあります。

通院でも入院でも、がん治療にかかる医療費が高額であることには変わりありません。

そこで困るのが、入院給付金がベースとなっていて、通院による薬物療法や放射線療法に対する保障がないがん保険です。

ご自身が加入するがん保険に通院給付金が付いていないようなら、通院特約を付けることを検討してみてはいかがでしょうか。これで通院の治療費がカバーされます。

注意すべき点は、通院給付金の多くは、入院給付金の支払いが生じる入院をした際に、その前後の通院治療に対して支払われることです。保険商品によっては退院後に限定されているものもありますし、再発したときの通院治療を保障していないものもあります。

さらに問題なのは、検査などの通院は給付の対象外となっているものがほとんどであることです。

保険にとって通院は、「治療をするための通院」であり、診断に至る前の検査などには、別に備える必要があることは覚えておきましょう。

掛け替える際は免責期間に注意しよう！

がん保険で意外と知られていないのが、保障の開始日です。

がん保険には免責期間が設けられています。この免責期間の間は、がんと診断されて治療が必要になって申請したとしても、保険会社は保障の責任を負いません。

これはがん保険特有のもので、**保障は契約が成立してから90日、あるいは3カ月は免責**

期間となり、91日目から保障が始まります（一部の医療保険、生命保険にも免責期間が設けられています）。

この契約の成立というのは、①保険を申し込んだ日、②健康に関する申告書を提出した日、③1回目の保険料を支払った日、の3つが完了した日から起算します。保険の申し込みをした日が契約の成立日ではないので、注意が必要です。

なぜこうした免責期間が設けられているかというと、それは加入者の保険加入の公平さを保つためです。

がん保険もほかの医療保険と同じように、申し込みの際は健康に関する申告書を提出する必要があります。そのとき、加入者が初期のがんを患っていても、告知の段階では症状が出ていないため、知らないで申し込みをすることもあります。また、今はあまり多くはありませんが、本人にはがん告知されていないこともあるかもしれません。

こういうことがあると、本人が意図する・しないにかかわらず虚偽の報告をしてしまうことになるため、こうしたリスクを避けるために、免責期間が設けられているのです。

この免責期間は、がん保険を掛け替えるときにもトラブルになるので気を付けましょう。

何らかの理由で新しいがん保険に掛け替えたときに、「今月末までは今までの保険、来月1日から新規の保険」と考えがちです。ところが、新しい保険の保障が始まるのは免責期間を過ぎた約3カ月後からなので、その間にがんと診断されたら、給付の対象外になってしまいます。

ですから、**掛け替えをする際は、保険料が二重の支払いとなりますが、3カ月間は新旧2つのがん保険に入っておく必要があります。**がん保険の中には、免責期間がない商品もあります。詳しいことを知りたい人は、保険商品に詳しいファイナンシャルプランナーに聞いてみましょう。

ごく初期のがんには支払われない？

がん保険の診断給付金で確認しておきたいことの一つが、**上皮内新生物（上皮内がん）と呼ばれる、ごく初期のがんに対しても支払われるかどうか**です。上皮内新生物とは、がん細胞が臓器の表面に

免責期間の例

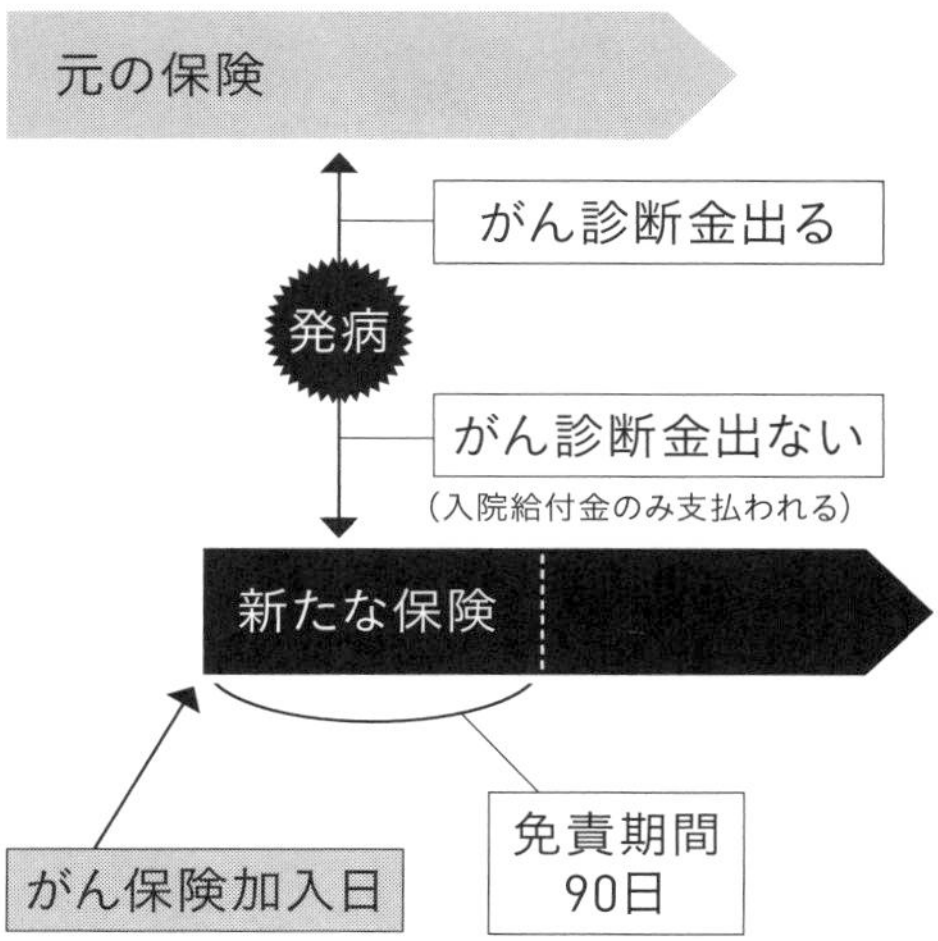

ある上皮の内側にとどまっている、きわめて早期のがんを指します。

近年、がん検診でこうした上皮内新生物が発見されるケースが出てきています。かつての保険商品はこうした上皮内新生物については対象外とされていましたが、現在のがん保険のほとんどは、上皮内新生物も保障の対象としています。ただし、悪性新生物の10％程度の給付金に減額されているものが多いので、そのあたりは確認しておきましょう。

再発、転移がんの保障はどうか？

がんの再発や転移が見つかった場合に、診断給付金が受け取れるかどうかも見ておきたいポイントです。

まず、**給付の対象が最初の診断だけであれば、再発の際には給付金が受け取れません**から、その後の治療費の負担軽減には役立てられません。

また、**診断給付金が何度も受け取れる商品の中には、「2年以上経過した場合に給付」と小さな文字でただし書きされているものもあります**。がんの再発・転移は2年以内に起こることが多いとされているので、その場合は受け取れなくなってしまいます。

ただし、最初の給付のときに手術や入院に必要なものは揃っていますので、休業中の収入補償（傷病手当金・190ページ参照）をしっかりしておけば、この部分はあまりこだわらなくてもよいかもしれません。

先進医療特約は必要か？

先進医療とは、厚生労働省が「健康保険の診療を超えた高度な医療技術が必要な治療」と指定したもので、2020年12月1日現在、80種類の医療技術が指定されています。

いずれも指定医療機関のみで治療が受けられ、がんの治療では、いくつかのがんに対する陽子線治療や重粒子線治療などが行われています。

先進医療を受ける際にかかる医療費は原則、全額自己負担ですが、診察や検査、投薬、入院料など一般治療と共通する部分に関しては保険診療となります。

この患者負担をカバーするのが、民間医療保険の先進医療特約です。月々100円程度で300万円の治療にも備えられます。

先進医療にかかる治療費は保険適用の治療と違って、診療報酬が定められていません。そのため、同じ治療でも医療機関によって金額が異なります。

それに対応するため、先進医療特約ではほとんどの場合、治療にかかった実費が給付金

先進医療と自由診療、保険診療の違い

自由診療		全額自己負担
先進医療	技術料	全額自己負担
	通常の治療と共通する部分	1～3割自己負担（健康保険適用）
保険診療		1～3割自己負担（健康保険適用）

がん治療に関わる先進医療の例

がん先進医療技術	技術料平均額	平均入院期間	年間実施件数
重粒子線治療	約309万円	9.6日	720件
陽子線治療	約270万円	19.8日	1295件
自己腫瘍・組織及び樹状細胞を用いた活性化自己リンパ球移入療法	約37万円	1.0日	16件
樹状細胞及び腫瘍抗原ペプチドを用いたがんワクチン療法	約42万円	10.5日	4件

厚生労働省「令和元年6月30日時点で実施されていた先進医療の実績報告について」より

として支払われます。医療機関に直接、技術料としての治療費を支払うシステムをとっている保険会社もあります。一時的であれ、高額費用を支払う必要が出てこないよう、立て替え不要な特約を選ぶほうが賢明です。

医療保険見直しのチェックポイントはこれだ！

加入後10年経っていたら見直ししなければダメ！

医療保険やがん保険では、治療の進化や社会の現状に応じて保障内容が変わってきます。かつては定年などのタイミングで保険を見直す人が多かったようですが、最近は再雇用などが広がり、定年後の働き方が大きく変わってきました。

そうするとつい現役のようなイメージで保険を考えてしまいますが、**60歳を境に保険料がぐんと上がります。こうした点も考慮して、保険の見直し**をおすすめします。

医療保険やがん保険に加入して間もないという人は、約款を一度、確認しておきましょう。民間の保険会社のホームページには自社商品の約款が載っています。スマートフォンやタブレットでも見られますし、契約年による違いなども確認できるので便利です。

見直しに際しては、ライフプランナーや保険外交員に相談するのもいいでしょう。そのうえで、今の生活や年齢などに合わせ、必要なものと不必要なものを見極めましょう。古いがん保険でも、今の時代に合った特約を付加できるかもしれません。

一方で、医療保険もがん保険も費用対効果が大切です。保障内容を充実させたいと頑張りすぎて保険料が払えなくなり、保障が必要になるシニア世代になったときに解約せざるを得なかったという例もあります。

ずっと払い続けられる保険料かどうかは、保険選び・保険の見直しの最大のポイントです。今の医療保険の支払いがむずかしいときは、生活に無理が生じないように保障内容を見直しましょう。50歳未満で老後の支払いに不安があるようなら、支払いを60歳までに終わらせる方法をとることもできます。

見直しポイントは3つ

それでは、ここからは医療保険やがん保険の見直しポイントを見ていきましょう。ここで紹介するのは入院給付金、入院支払限度日数、特約です。

①入院給付金

入院給付金（日額）は、**日額５０００円または１万円を選ぶ人が大多数**です。多くの医療保険は１０００円刻みで、入院給付金日額を設定できます。入院日額を上げれば保険料が上がります。

手術を受けたときに給付される手術給付金は、入院給付金をもとに算定する医療保険が多いようです。日額によって手術給付金の金額が変わることも踏まえて、自分が病気で入院したときに必要な額を考えるとよいでしょう。

民間の保険会社のホームページや保険商品の比較サイトでは、金額を入力することで保険料が算定できるようになっています。参考にしてみてください。

②入院支払限度日数

入院支払限度日数は、入院期間の短縮化が進む現状を考えると、**あまり長くする必要はない**でしょう。現在、多くの保険では60日を支払限度日数にしていますが、30日、40日と短い期間の保険商品もありますし、１２０日という長い期間のものもあります。

前述したように入院期間は年々、短くなってきています。現在では、60日を超えるような病気は脳卒中（脳血管疾患）や精神疾患（認知症など）、ケガ（骨折など）があります。こうした病気やケガに対する不安が強い人は、１２０日など長めの日数を選ぶことをおすすめします。

また、三大疾病といわれる、**がん、心筋梗塞、脳卒中に対して、支払限度日数を延長できる商品もあります**ので、保険商品を見直す際は一つのチェックポイントとして押さえておくといいかもしれません。

③付けたい特約・いらない特約

通院特約は、一般の医療保険ではあまり必要ないかもしれません。がんのように通院治療が高額になる病気は多くないからです。通院特約を付けたときと付けなかったときの保険料を比較して、入るか決めるとよいでしょう。

一定期間入院せずにいると給付される健康祝金特約というものもあります。一見ありがたく感じますが、保険料がそのぶん割高になります。貯蓄性の高い保険であれば付けてもよいかもしれませんが、医療保険の基本は病気に備えることです。何のために加入するのか、本来の目的を認識して契約することが大切です。

先にも触れましたが、生活習慣病が気になるなら、がん・心筋梗塞・脳卒中に備える三大疾病入院日数無制限特約や、三大疾病保険料払込免除特約は検討してもいいかもしれません。

入院支払限度日数を超えても保障されるのが三大疾病入院日数無制限特約です。保険金の支払い条件が厳しいことから、保険料の無駄使いと批判されることも多い特約ですが、万が一、脳卒中などで麻痺が残って入院が長引いたときなどは、入院支払限度日数を超えても保障されるこの特約が役に立ちます。

実際に、寝たきりの原因になる疾患の第1位は脳卒中なので、その点で必要性が実感できます。骨折のように治療期間の目安がわかるケガとは違うので、こうした特約を付けておくと、お金のことを心配せずに治療に専念できます。

最近は、寝たきりを含む要介護に備える介護特約などもありますが、一時金による支払いが基本です。長期入院費用の備えなら、三大疾病入院日数無制限特約を考えてみてはいかがでしょうか。

がん保険見直しのチェックポイントは４つ

診断給付金、通院給付金などチェックしよう！

最近では、がんの病歴がある人のためのがん保険なども登場していますが、多くのがん保険は、一度がんと宣告されると新規加入や掛け替えがむずかしくなります。

見直せるようなら、この機会にしておきましょう。がん保険では以下の4つがチェックしたいポイントになります。

①診断給付金の金額（１００万円、２００万円、３００万円など）と2回目以降の給付の有無や条件
②診断給付金は上皮内新生物でも給付されるか
③通院給付金はあるか
④治療給付金は化学療法や放射線療法でも給付されるか

①の**診断給付金は、複数回受け取れる設定にしておくことが大切**です。再発・転移は2

ましょう。

年以内に起こることが多いので、2年以内の再発・転移でも給付されるのか確認しておき

②超早期がんである上皮内新生物は、近年、がん検診で発見されるケースが増えてきています。**昔、加入した保険の中には給付の対象外になっているものもあります**ので、確認しておきましょう。

③の通院給付金ですが、近年、薬物療法、放射線療法のどちらも外来治療が増えていますので、**入院給付金を下げてでも、通院給付金を設定することをおすすめ**します。女性の場合は、何年も続く乳がんのホルモン療法に対する給付条件も確認しておきましょう。

④の治療給付金は通院給付金のような通院回数ではなく、治療そのものに対して給付される新しいタイプの保障です。通院の回数などによらず治療ごとに支払われます。

昨今のがん治療で医療費が高くなる大きな理由は、化学療法や放射線療法にあります。これには治療費が高額になりやすいだけでなく、副作用などによる体調不良でタクシーでの通院や移動が必要になったり、日常の買い物や家事ができずに外食や惣菜が多くなったりすることで出費が増えるという問題も含まれます。

ですので、**最近ではこちらのほうが通院給付金よりも利点が多い**と考えられています。

命を守るために知っておきたいこととは?

新型コロナウイルスの基礎知識

２０１９年末に中国武漢《ぶかん》市での感染を発端に世界中に広がった新型コロナウイルス（以下 新型コロナ）。コロナウイルスは主に風邪症状を起こすウイルスの一群で、２００３年に発生した「重症急性呼吸器症候群（ＳＡＲＳ）」や、２０１２年以降発生している「中東呼吸器症候群（ＭＥＲＳ）」もコロナウイルスです。なお、テレビなどで専門家が口にする「ＣＯＶＩＤ－19」とは新型コロナで起こる感染症のことを指し、コロナウイルスそのものは「ＳＡＲＳ－ＣｏＶ２」という名前が付いています。

新型コロナがやっかいなのは、感染しても無症状の人もいれば、重症化して命に関わる人もいるということです。とくに高齢者や基礎疾患を持つ人は重症化リスクが高いことがわかっています。

今年6月以降に診断された人の中で**重症化する人の割合をみると、50代以下は0・3%、60代以上は8・5%、死亡する人の割合は、同0・06%と5・7%**となっています。年齢だけでなく高血圧や糖尿病、腎臓病、肥満などの基礎疾患がある人は重症化リスクが高くなっています。妊婦さんやたばこを吸う人も注意が必要です。

日々、報じられている感染者数は、都道府県によって異なります。新型コロナは人が密集しているところで感染が広がりやすいので、人口が多い地域のほうが感染者は多くなります。また、医療機関の診療体制、たとえばコロナ専用病床の数や、重症化した人を受け入れるＩＣＵ（集中治療室）、治療に必要なＥＣＭＯ（人工肺とポンプを用いた体外循環回路による治療）の数も、地域によって大きく異なります。厚生労働省や専門家は「地域によって医療事情が異なるので、その地域にあった対策が必要」と述べていますが、実際その通りで、ご自身が住んでいる地域でどんな対策をとっているかを知ることは、とても大切です。

重症化の割合（%）

年代（歳）／診断月	0~9	10~19	20~29	30~39	40~49	50~59	60~69	70~79	80~89	90~	計
6~8月	0.09	0.00	0.03	0.09	0.54	1.47	3.85	8.40	14.50	16.64	1.62
1~4月	0.69	0.90	0.80	1.52	3.43	6.40	15.25	26.20	34.72	36.24	9.80

死亡の割合（%）

年代（歳）／診断月	0~9	10~19	20~29	30~39	40~49	50~59	60~69	70~79	80~89	90~	計
6~8月	0.00	0.00	0.01	0.01	0.10	0.29	1.24	4.65	12.00	16.09	0.96
1~4月	0.00	0.00	0.00	0.36	0.61	1.18	5.49	17.05	30.72	34.50	5.62

2020年10月22日第11回アドバイザリーボード資料（京都大学西浦教授提出資料）より

今は多くの市区町村のホームページで地域の新型コロナの情報を載せています。こうしたものを参考にしてもよいでしょうし、あるいはかかりつけ医に聞いてみるのも一つの手かもしれません。地域で診療を行う医師の多くは、その地域の医師会に入っていますので、新型コロナの最新情報やどんな診療体制になっているかなどについては詳しいと思います。

ちなみに、**2020年12月時点では、検査や治療の費用は公費でまかなわれていますので、初診や再診料などを除き、患者の自己負担はありません。一方、自己都合で受けるPCR検査は原則自費で、医療機関によっても異なりますが、4万円前後かかることもあります。**ほかにも、2000~3000円程度で検査を受けられるPCRセンターや郵送で検体を送って検査してもらえるサービスが出てきました。ただし、精度や医療機関との連携についてはまだ万全ではないという声も聞かれます。

新型コロナによる予定外の予算が、財政圧迫に拍車をかけることは確かです。結果、個人の負担が増えることは間違いありません。しっかりとその現状を受け入れ、必要となる費用を予測して備えることも、自らの体を守る手段となっていくでしょう。

病気とお金の賢い付き合い方

病気になる前から、お金は賢く使いたい

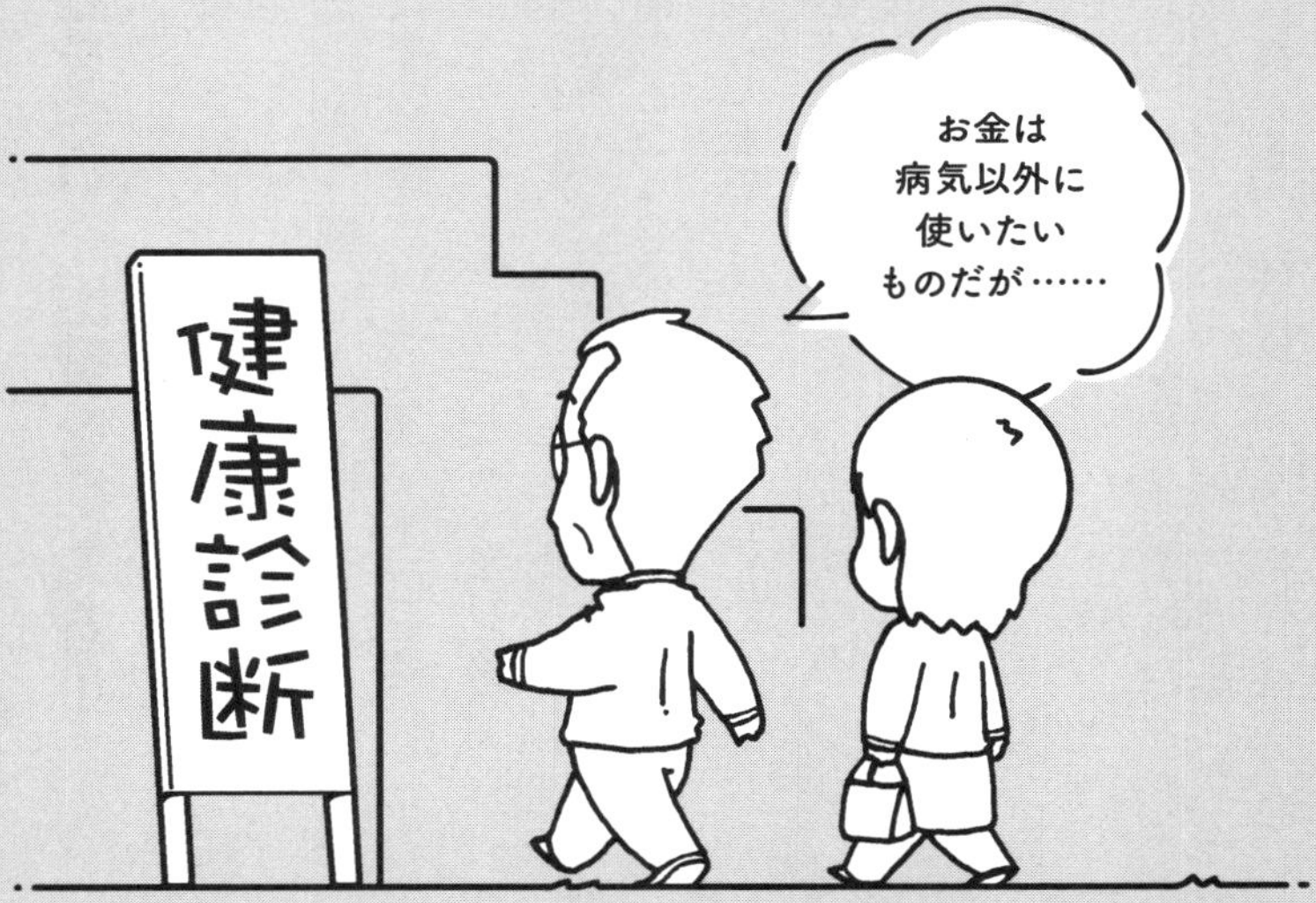
お金は
病気以外に
使いたい
ものだが……
健康診断

この章で伝えたいこと

誰もが病気にはなりたくないですし、病気に大切なお金を使いたくないと思っているはず。しかし万が一、病気になってしまったら、できるだけ早期に治したいところです。なぜなら早期発見・早期治療こそ、体の負担が少なく、病気にお金を使わない最善の方法だからです。本章では、病気の早期発見の鍵となる健康診断や人間ドックを賢く利用する方法と、薬代の節約法を提案します。

早めの対策が健康を守り、出費を抑える！

病気にお金をかけない一番の方法は何でしょうか。それは「病気にならないこと」です。塩分控えめの食事で高血圧を予防する、食事を見直して脂質異常症や糖尿病を予防する、運動して肥満を予防する……こうした取り組みはとても大切なことです。生活習慣病を予防することは、ひいてはその先にある脳卒中や心筋梗塞の予防につながるからです。

しかし、予防だけで病気にかからないかといえば、それはとてもむずかしいと言わざるを得ません。それは、**病気というものは、遺伝や加齢、生活習慣、ストレスなど複数の要因が複雑に関わって起こるもの**だからです。したがって今のところ、「××をしたら100％○○病にかからない」というような予防法はありません。

現代の医療で唯一、予防法として確立しているのは、ワクチンです。ワクチンは接種することで体の中に免疫を付け、感染症や感染が原因で起こる病気（たとえば、肝炎ウイルスによる肝がんや、HPVによる子宮頸がんなど）などを予防してくれます。

現在、わが国ではBCGやMR（麻しん風しん混合）ワクチン、B型肝炎ワクチン、インフルエンザワクチン（高齢者）、肺炎球菌ワクチン（高齢者）などが定期接種（自治体が主体となって実施しているもの。接種費用は公費でまかなわれていますが、一部自己負担が必要なこともあります）として推奨されているほか、希望者が自費で受ける任意接種があります。後者にはインフルエンザワクチン（高齢者以外）、おたふくかぜワクチンなどがあります。

ただインフルエンザのワクチンのケースでもわかるように、ワクチンも発症を防ぐという観点からしたら完全ではありません。つまり大切なのは、予防で病気のリスクを下げるとともに、病気を早期で見つけるという2つの考え方です。

そして後者の鍵を握るのが、健康診断です。

定期的に受けることで、病気を早期に発見することができますし、1年ごとの推移を見ることで（たとえば、毎年体重が増えている！など）、病気の芽を見つけてそれを摘むこともできます。**早期の段階で治療を始めることができれば医療費も減らせますし、がんなど手術が必要な病気では、体にかかる負担も小さくてすむ**かもしれません。

本章では薬とお金の関係についても取り上げます。

病気の種類や薬の内容にもよりますが、慢性疾患で長期的に薬を服用している人の中には、月々の薬代が家計を圧迫している人もいるのではないでしょうか。その場合、もしかしたらその薬代を下げられるかもしれません。

その肝となるのが、ジェネリック医薬品（後発医薬品）です。同じ病気の治療薬でも、ジェネリック医薬品のほうが低価格です。本章では、ジェネリック医薬品の薬代が安くすむ仕組みや、ジェネリック医薬品に切り替えるにはどうしたらいいかなどについて、解説していきます。

もう一つ、花粉症や胃腸炎など、ちょっとした病気や症状があるときに、薬局で売られている市販薬にするか、医療機関を受診して医師に処方箋を出してもらうかでも、薬の値段は変わってきます。このような市販薬と処方薬との関係にも触れたいと思います。

section 1

健康診断・がん検診で病気の値段を下げる

早期発見で病気にかけるお金を安くする

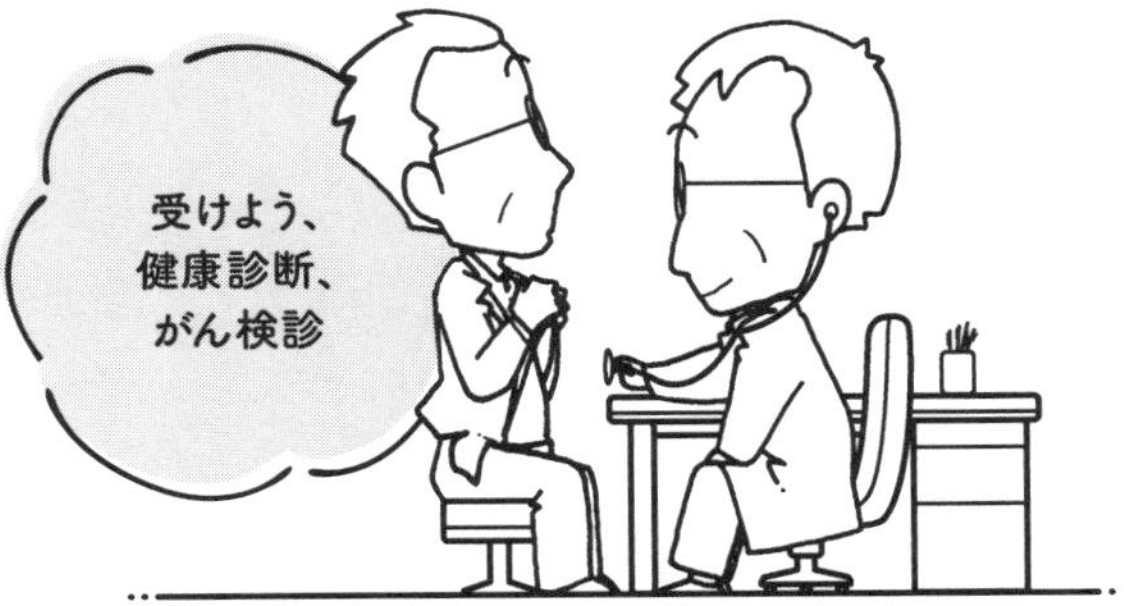

健康で長生きしたいと思っているのであれば、その第一歩は自分の健康上の弱点を知って対策をとること。その手段が健康診断です。

健康診断には大きく、高血圧や糖尿病など生活習慣病の発症予防のためのものと、がんの早期発見のためのものがあります。いずれにしても予防にお金をかけることは、ある意味「人生の投資」といえます。ここでは健診(検診)の必要性に加え、予防や早期発見による治療費の費用対効果などについて見ていきたいと思います。

健康診断はしっかり受けよう

健康診断には大きく、高血圧や糖尿病といった生活習慣病の発症予防を目的に実施されている健診と、主にがんの早期発見のために行われるがん検診とがあります。自治体や企業が支援して行う健康診断や人間ドックでは、それらが一緒に実施されていることも少なくありません。

健診受診こそ財テクの第一歩！

まず健診についてですが、自治体の健康診断で実施されているのが、特定健康診査です。これは40歳以上を対象として2008年度に導入された制度で、メタボリック・シンドロームの早期発見に焦点を当てています。検査でメタボと診断された人、つまり将来的に脳卒中や心臓病などが発症するリスクが高いことがわかった人に対しては、運動や食事、生活習慣の改善などをもとにした特定保健指導が行われます。

検査項目とその目的は236ページをご覧ください。

特定健康診査では表に挙げた検査のほかにも、医師が必要であると認めたときには、心電図検査や眼底検査などを行います。**検査費用は自治体によって異なり、無料から1500円程度までさまざま**です。

これとは別に、35歳以上、75歳以上を対象にした健康診査を用意している自治体もあります。

会社員の場合は、勤め先の企業が加入する健保（協会けんぽや健康保険組合）がすすめる健康診断を受けることになっています。これは、年に1、2度の一般健康診断（検査項目は特定健康診査とほぼ同じ）、検査項目を増やした付加健康診断などがあり、受診者に対して3万～4万円の補助を出す企業もあります。

特定健康診査で問題が見つかった場合、食事や運動、生活習慣の改善によって、数値の改善を図ります。また、何年も同じ検査を受けていればそれらの推移から、肥満傾向がある、最近血圧が高くなってきたといったことがわかります。そこから塩分を控える、体重をチェックして食事内容を見直すといったこともできます。

こうした**取り組みの最大のメリットは自分ででき、治療代や薬代がかからない**ということです。それと同時に、**病気になるリスクを下げることで、脳卒中や心筋梗塞、糖尿病腎症による透析など、将来にかかるかもしれない大病の治療コストを下げる**ことにもつながります。

そう考えるのであれば、健診はとりあえず受けておくものではなく、大切な財産の一つです。そう捉えることができればより意味のあるものになります。

なお、健診施設が依頼する検査会社によって検査結果が変わってくることもあるので、健診や検診を受ける先は、できれば毎年同じところが望ましく、また健診結果は捨てずに必ずとっておき、ときどき見返すようにしましょう。

がん検診で早期発見・早期治療しよう！

特定健康診査とともに重要なのが、がん検診です。

国が推奨しているのは、大腸がんの便潜血検査（検便）や、胃がんの胃部X線、乳がんの乳房X線検査（マンモグラフィ）など、5つのがんに対する検査で、いずれの検査も該当するがんの死亡率を低下させることが認められています。

たとえば、**大腸がんは年に1回、検診を受ければ、死亡リスクが60~80%低下**することがわかっています。進行がんになるリスクも約半分に減らせます。検診がどれだけ有用かがわかります。

がん検診を受けない理由

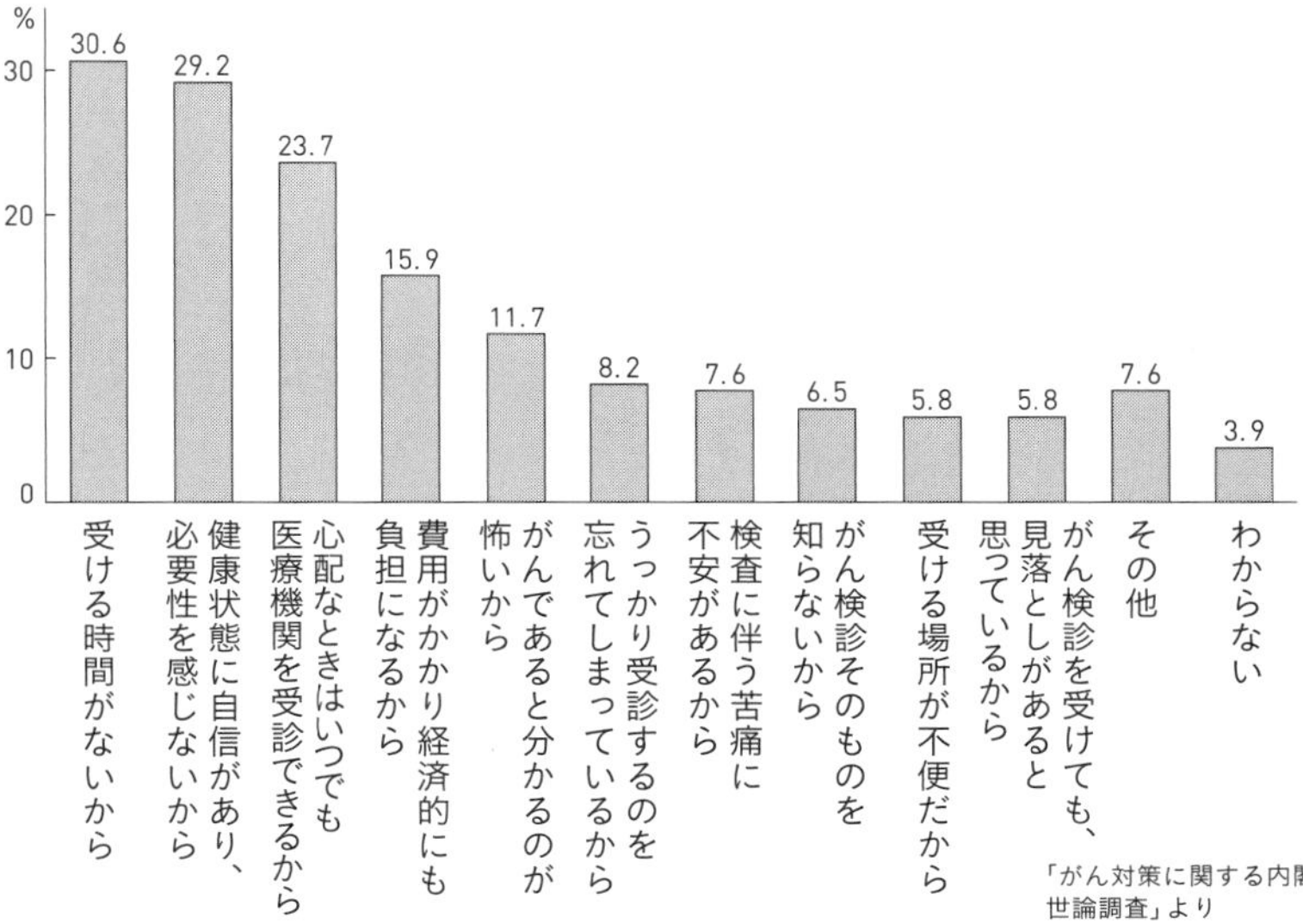

「がん対策に関する内閣府世論調査」より

がん検診（推奨されているもの）

がんの種類	検査方法	対象	受診間隔
大腸がん	問診および便潜血検査	40歳以上	年1回
胃がん	問診、胃部X線または胃内視鏡検査	50歳以上（X線は40歳以上）	2年に1回（X線は年1回）
肺がん	問診、胸部X線、喀痰細胞診（50歳以上で喫煙指数が600以上の人）	40歳以上	年1回
乳がん	問診、乳房X線検査（マンモグラフィ）	40歳以上	2年に1回
子宮頸がん	問診、視診、子宮頸部の細胞診、内診	20歳以上	2年に1回

特定健康診査の主な項目

	検査項目 （単位）	特定保健指導の 判定基準（基準値）	この検査でわかること
身体計測	身長（cm）		
	体重（kg）		
	BMI	25.0以上 （18.5～24.9）	適正体重 ※計算式は、体重（kg）÷身長（m）^{2}
	腹囲（cm）	男性85以上／ 女性90以上 （男性85未満／女性90未満）	内臓脂肪型肥満
血圧測定	血圧（mmHg）	収縮期130以上／ 拡張期85以上 （収縮期130未満／拡張期85未満）	高血圧 ※収縮期血圧（最高血圧）とは心臓が収縮して血液を押し出したときに動脈にかかる圧、拡張期血圧（最低血圧）は心臓が拡張したときに動脈にかかる圧
血糖検査	血糖（mg/dℓ）	空腹時血糖100以上 （空腹時血糖100未満）	糖尿病 ※糖尿病でインスリンによる作用が不足すると空腹時血糖値は上昇する
	ヘモグロビンA1c（%）	5.6以上（5.6未満）	糖尿病 ※過去1～2カ月の平均的な血糖の状態を知る指標。血糖値とは異なり、飲食による影響を受けにくい
脂質検査	中性脂肪／TG（mg/dℓ）	150以上（150未満）	脂質異常症 ※血液中の中性脂肪の量。高いと動脈硬化を進行させる
	HDLコレステロール（mg/dℓ）	40未満（40以上）	脂質異常症 ※血液中のHDLコレステロール（善玉コレステロール）の量。高いと動脈硬化の予防につながる
	LDLコレステロール（mg/dℓ）	120以上（120未満）	脂質異常症 ※血液中のLDLコレステロール（悪玉コレステロール）の量。高いと動脈硬化を進行させる

	検査項目（単位）	特定保健指導の判定基準（基準値）	この検査でわかること
肝機能検査	AST ／ GOT（U/L）	31以上（30以下）	ウイルス性肝炎、アルコール性肝炎、脂肪肝 ※心筋や骨格筋などに多く存在する酵素。肝臓が障害されると数値が高くなる
	ALT ／ GPT（U/L）	31以上（30以下）	同上
	γ-GTP（U/L）	51以上（50以下）	アルコール性肝炎 ※タンパク質を分解する酵素の1つ。アルコールの影響を受けやすい
腎機能検査	クレアチニン（mg /dℓ）	男性1.05以上／女性0.80以上	腎臓病 ※腎機能が低下すると高くなる
	eGFR（mℓ/min/1.73m²）	59以下	腎臓病 ※eGFRは腎臓の排泄能力を示し、値が低いほど腎臓の働きが悪い
尿検査	尿糖	（－）	糖尿病 ※腎性糖尿では血糖値が高くなくても陽性になる
	尿タンパク	（－）	慢性腎臓病、腎炎、尿路感染症 ※高熱や一過性の過労でも陽性になることがある

厚生労働省健康局「標準的な健診・保健指導プログラム」より

メタボリック・シンドロームの判定基準

①腹囲	男性 85cm　女性 90cm

＋

②血糖	空腹時血糖値110mg /dℓ以上 またはヘモグロビン A1c6.0％以上
③血圧	最高血圧（収縮期）130mmHg以上 または最低血圧（拡張期）85mmHg以上
④脂質	中性脂肪150mg /dℓ以上 またはHDLコレステロール40mg /dℓ未満

※①は必須項目、②～④のいずれか2つでメタボと診断

ところが、この検診ががんの治療費を下げる鍵であることを踏まえれば、受けておいたほうがいいのですが、なかなかそうはいかないようです。

実際、国立がん研究センターがん情報サービスによると、**各都道府県のがん検診の受診率は年々増えてはいるものの決して高くありません**。これは諸外国に比べても低い値となっています。

具体的に2019年のデータを見ると、**大腸がんが男性で47・8%、女性で40・9%、胃がんが同じく48・0%と37・1%、肺がんが同53・4%と45・6%、乳がんが47・4%（女性）、子宮体がんが43・7%（同）**にとどまっています。

平成28年度の内閣府の世論調査によると、がん検診を2年以内に受診した人は52・6%、2年以上前に受診した人は13・8%、今までがん検診を受けたことはない人は33・4%でした。受けたことはないと答えているのは、男性のほうが多いことがわかりました。

またその理由では、「受ける時間がないから」が30・6%、「健康状態に自信があり、必要性を感じないから」が29・2%という2つの割合が高くなっていました（235ページ参照）。

これは、とてももったいない話です。

なぜなら、**多くのがんは進行するまで症状が出ない**からです。つまり検診か、別の病気で検査を受けたときにたまたま見つかるということでしか、早期発見はできません。

一方、**症状が出てからだと、進行がんになっている可能性が高くなります**（ただし、乳がんのしこりは早期でも発見可能、だからこそ、セルフチェックは大事です）。そうなると治療のために、多くのお金と時間を費やさなければならなくなります。

同じ病気でも早期かどうかで大きく変わる

たとえば、胃がんの場合、早期がんであれば内視鏡治療ですみます。小さい切開で臓器が空気に触れないため回復が早く、入院期間も短くなります。ところが進行がんになってしまえば、手術範囲も大きくなり化学療法も必要となるなど体への負担も大きく、入院期間も長くなります。

例を挙げてみましょう。胃がんにかかった40代の男性Fさん、Gさんの事例です。

Fさんは、会社のがん検診で早期の胃がんが見つかり、腹腔鏡下胃部分切除術を受けました。このときにかかった費用の総額は１６３万８０００円、入院日数は10日でした。

一方、同じ会社のGさんは忙しさのため検診を受けていませんでした。ある日、会社で倒れて救急搬送。進行した胃がんが見つかり、急遽、開腹手術が行われました。このときにかかった費用は215万5000円、入院日数は44日でした。

Gさんが支払わなければならない費用はこれにとどまりません。215万は一般的な胃がんの開腹手術にかかる費用であり、ここに救急や緊急加算などが加わります。

お金の問題だけではありません。検査も緊急で行われ、治療方針を決めるために行われる大事なカンファレンスも十分でなかった可能性があります。

このように、お金だけでなく自分の命にも関わってくるため、2つの意味でも検診を受けることはとても大事なのです。**「時間がない」を言い訳にしているうちは、命もお金も守れない**のです。

人間ドックでは、推奨されている5つのがん検診のほかに、オプションでさまざまな検診を実施しています。たとえば、前立腺がんのPSA、乳がんの超音波検査のほか、脳卒中の一つであるくも膜下出血の原因となる脳動脈瘤の有無や認知症の可能性を探る脳ドック（134ページ参照）などがあります。

住宅にも健康診断を〜シックハウス症候群〜

シックハウス症候群を含む「化学物質過敏症」は、近年とても増えています。こうした病気の治療に最も効果的なのが、原因となる化学物質を突き止め、それに触れないようにすることです。

花粉症を想像してみてください。花粉が飛ばなければ、症状は出ません。食物アレルギーなども同じです。原因になるものを食べたり触ったりしなければ問題は起こらないのです。

シックハウス症候群の可能性がある場合は、家の中のどんな物質に過敏になっているかを調べ、対策を立てることが重要です。家の中の原因物質で多いのは、ホルムアルデヒドです。これは、市販の試験紙ホルムアルデヒド テストストリップで簡単に調べられます。ホルムアルデヒドがあれば黄色に変色するので、タンスや食器棚の引き出しに入れたり、壁面に直接留めたりすることで、発生源を確認できます。

その他の化学物質も含めて詳細に調べるなら、室内の空気環境測定が必要です。自分でも採取できる割安なパッシブ拡散法、専門家が採取するアクティブ法があり、費用は家の大きさなどによります。

シックハウス症候群が心配な人は、化学物質過敏症外来を設けている医療機関、またはアレルギー専門医に相談してみてください。

ホルムアルデヒド テストストリップ(10枚入り)
2300円

室内空気環境測定
3万〜10万円程度

section 2

薬の値段の仕組み

意外と病気の値段を左右する
先発医薬品とジェネリック医薬品に注目

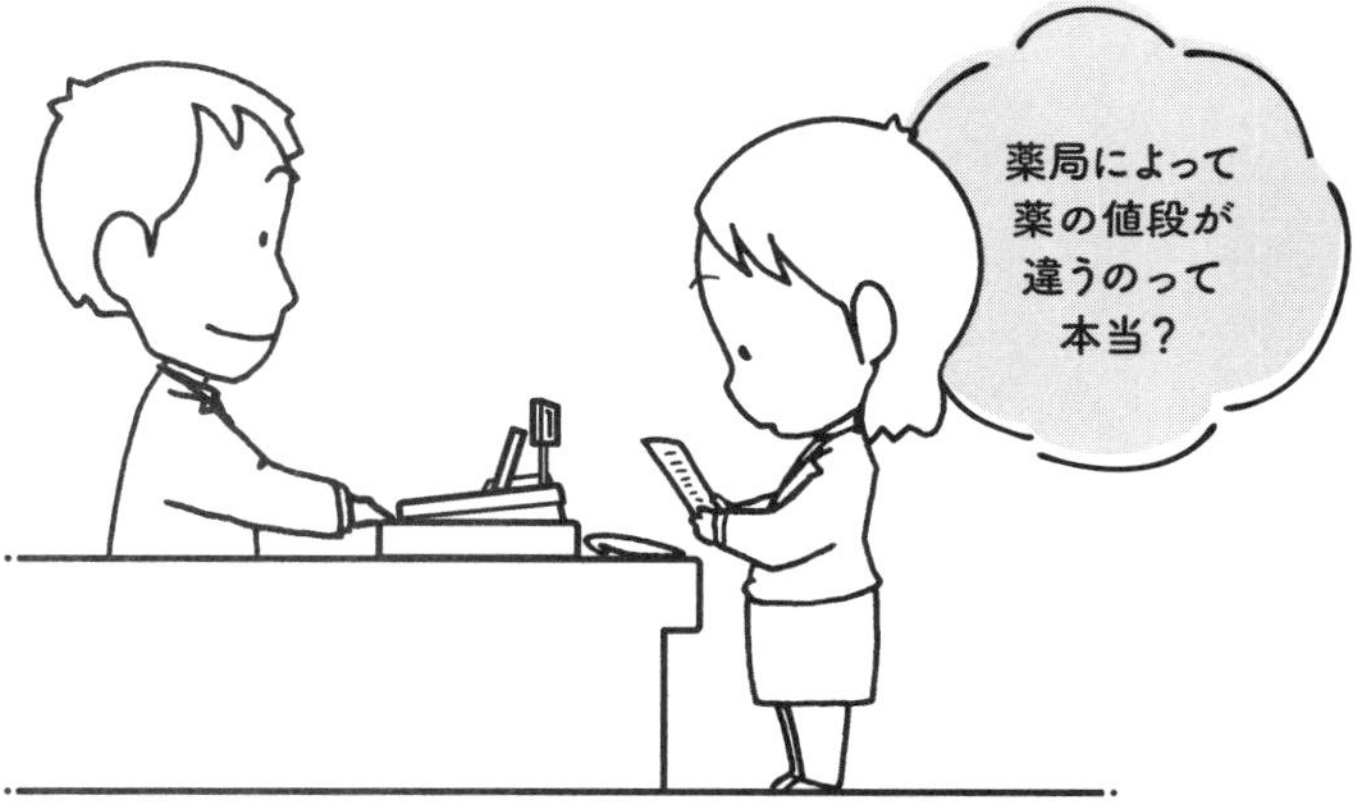

降圧薬や血糖降下薬、うつや不眠症などの薬、痛み止め、花粉症の薬、胃腸薬に目薬……。私たちは生活習慣病やちょっとした症状のときに薬を服用し、その恩恵に預かっています。それにもかかわらず、意外と無頓着なのが薬にかかる費用ではないでしょうか。実は、薬局で支払う薬代には薬そのものだけでなく、さまざまな調剤報酬が加わっています。
医療費の節約にはこうした薬にかかる費用にも着目する必要があります。ここでは薬の値段の仕組みや、必要なサービスを選択するポイントなどを紹介していきます。

知っていますか？　薬局によって異なる薬代

一般的に、私たちが服用する薬には、病院を受診して医師に処方箋を出してもらい、薬局で調剤してもらう処方薬と、薬局やドラッグストアなどで購入する市販薬とがあります。ところで、**処方薬を購入する際に、薬局によって支払う金額が異なることをご存じでしょうか？**

薬局で処方箋を出して支払う薬の金額は調剤報酬に基づいています。調剤報酬には薬価という薬本体の価格だけでなく、薬局や薬剤師が提供する調剤サービスの料金も含まれています。調剤報酬の中身である調剤技術料や薬学管理料は、薬局によって点数が異なるため、薬代も変わってくるというわけです。

では、調剤技術料や薬学管理料とはどういうものか、具体的にお示ししていきます。

調剤技術料の内訳は？

調剤技術料には調剤基本料と調剤料があります。

調剤基本料は薬局の立地や処方箋の受け付け回数で、9点から42点まで5つに区分されています。最も点数が低いのは、医療機関と同一敷地内にある薬局に設定される特別調剤基本料で、9点です。大きな医療機関の近くにある中規模以上の調剤薬局チェーン店であれば、21点以上になります。

調剤料は薬局ごとというよりも、薬の種類（内服薬と外用薬、頓服）や、処方する日数などで点数が決まります。さらに、錠剤を半分に割る、軟膏として複数の薬を混ぜ合わせるといった作業が必要になった場合は、これに技術料が加算されます。

薬学管理料の内訳は？

ご自身が服用している薬を一括して管理し、相談に乗ってくれる薬剤師を、かかりつけ薬剤師と呼ぶようになってきています。患者さんとの関わり方は、医療でいうところのかかりつけ医に近いといえるでしょう。

かかりつけ薬剤師がいると、普段服用している薬と市販薬との飲み合わせをチェックしてくれたり、複数の医療機関にかかっているときに似たような作用がある薬が重複していないか確認してくれたり、電話などで薬の飲み方や副作用など、薬に関する相談に乗ってくれたりします。

調剤技術料の報酬点数(一部抜粋)

調剤基本料(薬局の立地や処方箋の受付回数で5つに区分)		
調剤基本料1		42点
調剤基本料2		26点
調剤基本料3 イ)		21点
調剤基本料3 ロ)		16点
特別調剤基本料		9点
調剤料		
内服薬(3種類〈日数と用法が同じ薬は1種類と考える〉まで算定)	7日分以下	28点
	8〜14日分	55点
	15〜21日分	64点
	22〜30日分	77点
	31日分以上	86点
外用薬(3種類まで算定)		10点
頓服薬	種類や量、回数にかかわらず一律	21点

調剤技術料の加算の例

●調剤基本料の加算の例

ジェネリック医薬品調剤体制加算

　ジェネリック医薬品の調剤率が75%以上　15点加算

　80%以上　22点

　85%以上　28点

※先発医薬品が処方されても適用されます。

●調剤料の加算の例

一包化加算

内服薬を1回分ずつまとめて一つの袋に(一包化)

麻薬加算

医療用麻薬の調剤

時間外加算(時間外・休日・深夜)

開局時間外の調剤に対する加算

調剤報酬の概要

<table>
<tr><td rowspan="2">調剤技術料：
薬剤師が
調剤するときに
発生する料金</td><td>調剤基本料</td><td>処方箋に基づく調剤を行うことに対して算定</td></tr>
<tr><td>調剤料</td><td>薬を調剤する技術に対して算定</td></tr>
<tr><td rowspan="3">薬学管理料：
患者に薬の
説明をするときに
発生する料金</td><td>薬剤服用歴
管理指導料</td><td>薬剤師が薬学的知識を利用して、薬の説明や支援をすることに対する技術料</td></tr>
<tr><td>かかりつけ
薬剤師指導料</td><td>かかりつけ薬剤師が薬の説明や支援をすることに対する技術料</td></tr>
<tr><td colspan="2">服薬情報等提供料／
服用薬剤調整支援料／など</td></tr>
<tr><td>薬剤料</td><td colspan="2">薬そのものの価格</td></tr>
</table>

薬学管理料の報酬点数（一部抜粋）

薬剤服用歴管理指導料	3カ月以内に再来局（かつ手帳による情報提供）	43点
	上記以外	57点
かかりつけ薬剤師指導料		76点

薬学管理料の加算の例

●薬剤服用歴管理指導料の加算の例

重複投薬・相互作用等防止加算

　薬剤師が薬効成分の重複などに気付いて医師に疑義照会（問い合わせ）して、処方の変更が行われた場合、40点加算

特定薬剤管理指導加算

　特に安定管理が必要な薬などを調剤した場合、10点加算

※かかりつけ薬剤師管理指導料にも同じ加算があり、点数も同じです。

ちなみに、かかりつけ薬剤師は患者側が決めるもので、その場合は、薬局が薬剤服用歴管理指導料ではなく、かかりつけ薬剤師指導料を算定することになります。

薬局の明細は絶対に確認しよう！

薬局で受け取った薬代の明細をそのまま確認せずに捨てていないでしょうか。病気の値段の見直しを考えたいのであれば、必ずチェックしたいところです。

では、花粉症を患ったEさんのケースで見ていきましょう。

Eさんは自宅近くの耳鼻科を受診し、フェキソフェナジン60㎎（1回1錠を2回、朝夕食後に服用）の処方箋をもらいました。その処方箋を持って、Eさんが選んだかかりつけ薬剤師がいる薬局（病院近くの比較的大きなチェーン薬局）で、4週間分を調剤してもらいました。なお、この薬局はジェネリック医薬品を80％以上処方しているとしましょう。

また、このときEさんはのどに違和感があって風邪気味だったことから、かかりつけ薬剤師に買おうとしている市販の感冒薬との飲み合わせや、副作用について聞きました。

このときの支払額は次の通りになります。

調剤技術料、薬学管理料、薬剤料の合計は476点。調剤報酬も診療報酬と同じく1点

10円で換算するので4760円です。3割負担なら薬代は1430円になります。

市販薬→先発処方薬→ジェネリック？

Eさんが処方してもらった花粉症の薬フェキソフェナジンは先発医薬品ですが、ジェネリック医薬品も出ています。

このとき、Eさんがジェネリック医薬品（250ページ参照）の使用を希望していたとしたらどうなっていたでしょうか。

同じ成分のジェネリック医薬品は、最も薬価が安い薬で薬剤料が84点です。計算すると保険点数合計が280点で2800円、3割負担で840円となり、ほぼ半額ですみます。

Eさんが支払った薬の値段

調剤技術料	調剤基本料	21点
	ジェネリック医薬品調剤体制加算	22点
	調剤料 内服薬調剤料（28日分）	77点
	調剤技術料小計	120点
薬学管理料	かかりつけ薬剤師指導料	76点
	薬学管理料小計	76点
薬剤料	フェキソフェナジン60mg 1日2錠×28日分	280点
	保険点数合計	476点
	保険調剤負担金（負担割合3割）	1430円

もう一つ、もしEさんが耳鼻科を受診せず、ドラッグストアなどで同じ成分の薬を買ったとしましょう。

それが下表ですが、これを見ると4週間でおよそ5000円以上差が出ています。医療機関の再診料は3割負担で216円なので、2カ月目の差額はさらに大きくなります。

スギやヒノキの花粉症の期間は、約2カ月間です。1万円以上の差が出ることを考えれば医療機関への受診がおすすめで、さらにジェネリック医薬品があればそちらへ切り替えたほうがよい、ということになります。

ジェネリック医薬品は安全か?

ジェネリック医薬品は安いけれど、大丈夫?

処方薬と市販薬の違いの例

	処方薬	市販薬
初診料	864円	なし
処方箋料	204円	なし
治療薬	フェキソフェナジン 1623円	フェキソフェナジン 4149円
点鼻薬	637円	「ベクロメタゾンプロピオン酸エステル」が主成分の鼻噴霧用ステロイド薬 1980円前後
点眼薬	252円	第２世代の抗ヒスタミン薬 3036円
合計	3580円	9165円

※金額は税込みです。
※処方薬は３割負担の場合となります。

そう心配になる人もいるでしょう。

ジェネリック医薬品は、研究・開発に莫大な費用がかかっている先発医薬品に対し、特許が切れた後（先発医薬品発売から5〜10年後）に作られた薬です。開発費用などがかかっていない分、先発医薬品に比べて値段が安くなっています。

ただし、先発医薬品とジェネリック医薬品はまったく同じ薬とはいえず、有効成分以外の製法や添加物は異なります。

有効成分も添加物も国の厳しい基準に合ったものだけがジェネリック医薬品として認められているわけですが、添加物が違うため、たとえば、アレルギーがある人などは、服用して体調が悪くなる場合もあるので注意が必要です。

先発医薬品とジェネリック医薬品

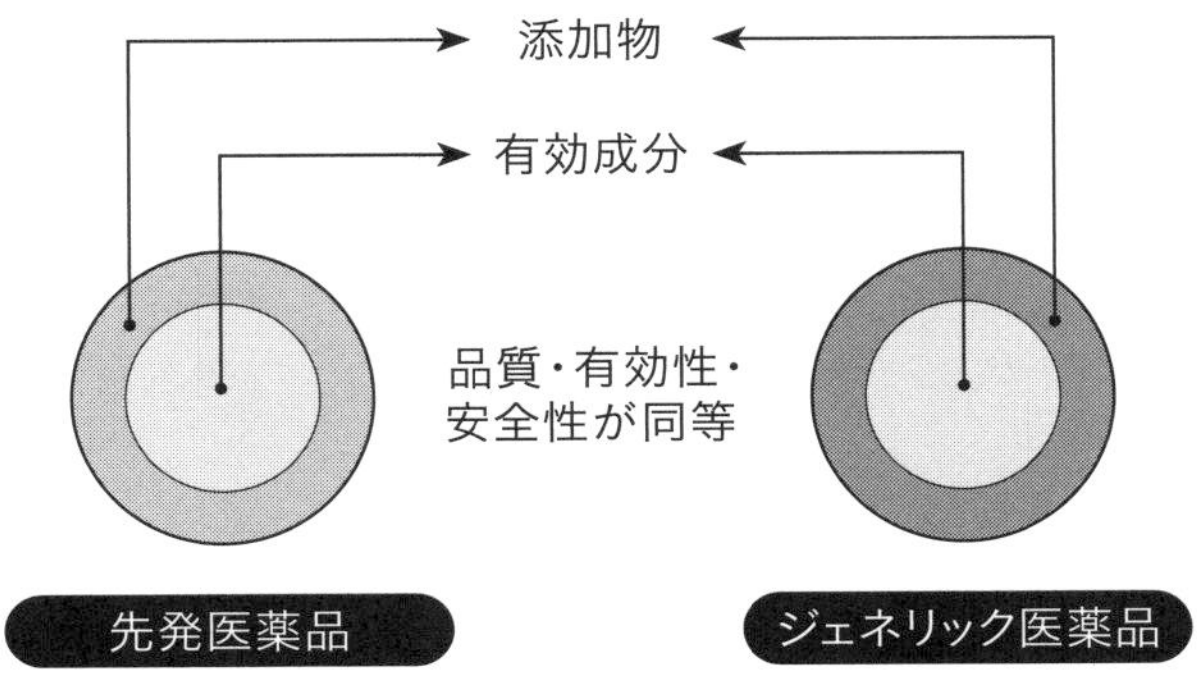

日本ジェネリック製薬協会ウェブサイトより

また、その製造過程は品質を保つために重要です。コストに意識が行きすぎて品質の低下を招くと、時には命に関わる事態になることもあります。ジェネリックに変えたばかりに、余計な医療費がかかってしまった……ということにならないよう、事前にしっかり薬局の薬剤師に問い合わせることが大事です。そのためにも、困ったときに何でも相談できる薬局を持つとよいかもしれません。

一方で、第1章で紹介した**がんの治療に使われる薬は高価なことが多く、ジェネリック医薬品の価格の安さが、長い闘病生活の金銭的なサポートをしてくれる可能性もあります。**がん治療でのジェネリック医薬品の使用については、まずは担当の医師に相談してみることをおすすめします。

花粉症にも高い薬が登場

2019年12月、注射による花粉症治療薬ゾレアが健康保険の適用となりました。

ゾレアは抗体療法という治療で使われる抗体薬です。花粉症などのアレルギーは、体に入ってきた抗原（アレルゲン）をキャッチした抗体が免疫細胞にくっつき、細胞からヒスタミンなどの化学物質を放出されることで発症します。ゾレアは、この抗体が免疫細胞にくっつく部分を抑えることで、症状を改善させます。

治療の対象となるのは既存の薬が効かない重症花粉症の患者で、体内のＩｇＥ抗体の量と体重によって投与量が決まります。１カ月にかかる薬代は、１回１万４８１２〜23万３１７６円になります（健康保険が適用されるので、実際には１〜3割負担）。

このほか、２０１８年6月下旬にスギ花粉舌下錠のシダキュアが発売されました。これは、アレルギーの原因になるスギ花粉を原料とするエキスを少量ずつ体の中に取り込んで、スギ花粉に体を慣らして症状を抑えていく舌下免疫療法で、健康保険が適用されています。１日１回、錠剤タイプの薬を舌の下で溶かして体内に吸収させます。

厚生労働省の調査によると、秋以降に治療を始めた人のうち、約8割に翌シーズンにくしゃみや鼻水などの症状改善が見られました。治療期間は3〜5年で、長くなるほど効果は高まるといわれています。

舌下免疫療法の値段

シダキュア		
1日1回舌下服用（毎日服用）		
開始1週間	7日	**420円**
2週目以降	7日	**1050円**

※健康保険が適用になるため、かかる費用は1〜3割になります。

おわりに

医療の世界でお金の話はタブーとされる風潮があります。しかし、自分の病気を治すためにいくらかかるのか、見当が付かなければ用意のしようがありません。

一方で、病気の値段と一口に言っても、病気はごまんとあり、医師の手技代や薬の処方代だけでなく、検査代、入院代など、さまざまな費用が加算されます。薬の中には体重ごとに使用量が決められているものもありますし、こうした病気にかかる費用は、定期的に見直される診療報酬でも変わってきます。

そのため、今回お示ししたのはあくまで目安の値段となりますこと、ご理解ください。それでもあるとないとでは、心づもりが変わってきます。

新型コロナウイルス感染症の流行初期、横浜港に客船が約2週間停泊しました。感染者が見つかった客船の対応については、いまだに賛否両論ありますが、船主と乗船客の理解のもと、感染の可能性がある人たちを船内にとどめたことで、今でいうところのクラスターを最小限に抑えられたのではないでしょうか。感染経路がわからない中で方針を決めていった人たちの不安や葛藤は、想像に難くありません。何をお伝えしたいかというと、「わかる」と「わからない」では大違いだということです。本書をご覧いただいて病気の値段が「わかる」ことができれば不安が減りますし、安心して治療に臨めます。

本書を作るにあたり、医師や歯科医師、看護師、薬剤師、医療事務担当者、病気を和らげるいろいろなもの・ことに携わる方々、ファイナンシャルプランナー、そのほか医療を専門とするたくさんの方々にお世話になりました。心から感謝をいたします。作り始めた頃は、誰もがなる可能性の高い白内障や歯周病、膝の痛みなどの病気の治療の値段も紹介する予定でしたが、今回は緊急性の高いものに限らせていただきました。

この感染症が終息しても、新たな未知なる感染症や病気が見つかるかもしれません。どのような病気があなたを襲っても、準備ができていれば、あなた自身や大切な人たちの健康を守ることができます。そのための情報の一つとして利用いただければ幸いです。

医療アドバイザー　御喜千代

大切な人が入院・手術になったときの
病気の値段がわかる本

発行日　2021年 2 月 1 日　第 1 刷

著者　御喜千代
監修者　山本　学

本書プロジェクトチーム
編集統括　柿内尚文
編集担当　菊地貴広
編集協力　可世木久幸（介護老人保険施設 厚生会 川口ケアセンター 施設長）、門田篤（かどた内科クリニック　院長）、脇屋明彦（アポロメディカルホールディングス株式会社　顧問）、久保田紀章（外資系生命保険会社 コンサルタント課長）、中嶋美智子（株式会社南山堂）、梅田達宏（株式会社南山堂）、山内リカ、澤近朋子、根村かやの
デザイン　菊池崇+櫻井淳志（ドットスタジオ）
イラスト　工藤六助

営業統括　丸山敏生
営業推進　増尾友裕、藤野茉友、綱脇愛、大原桂子、桐山敦子、矢部愛、寺内未来子
販売促進　池田孝一郎、石井耕平、熊切絵理、菊山清佳、吉村寿美子、矢橋寛子、遠藤真知子、森田真紀、大村かおり、高垣真美、高垣知子
プロモーション　山田美恵、林屋成一郎
講演・マネジメント事業　斎藤和佳、志水公美

編集　小林英史、舘瑞恵、栗田亘、村上芳子、大住兼正
メディア開発　池田剛、中山景、中村悟志、長野太介、多湖元毅
管理部　八木宏之、早坂裕子、生越こずえ、名児耶美咲、金井昭彦
マネジメント　坂下毅
発行人　高橋克佳

発行所　株式会社アスコム

〒105-0003
東京都港区西新橋2-23-1　3東洋海事ビル
編集部　TEL：03-5425-6627
営業部　TEL：03-5425-6626　FAX：03-5425-6770

印刷・製本　株式会社光邦

Printed in Japan ISBN 978-4-7762-1025-2

本書の内容は2020年12月時点のものです。